健康寿命をのばす！

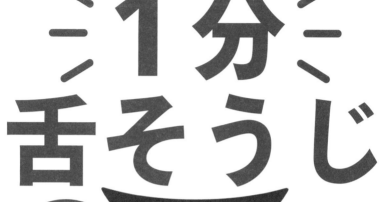

1分舌そうじ

精田紀代美
ピュアグループ
歯科衛生士事務所代表

自由国民社

「舌そうじ」こそが

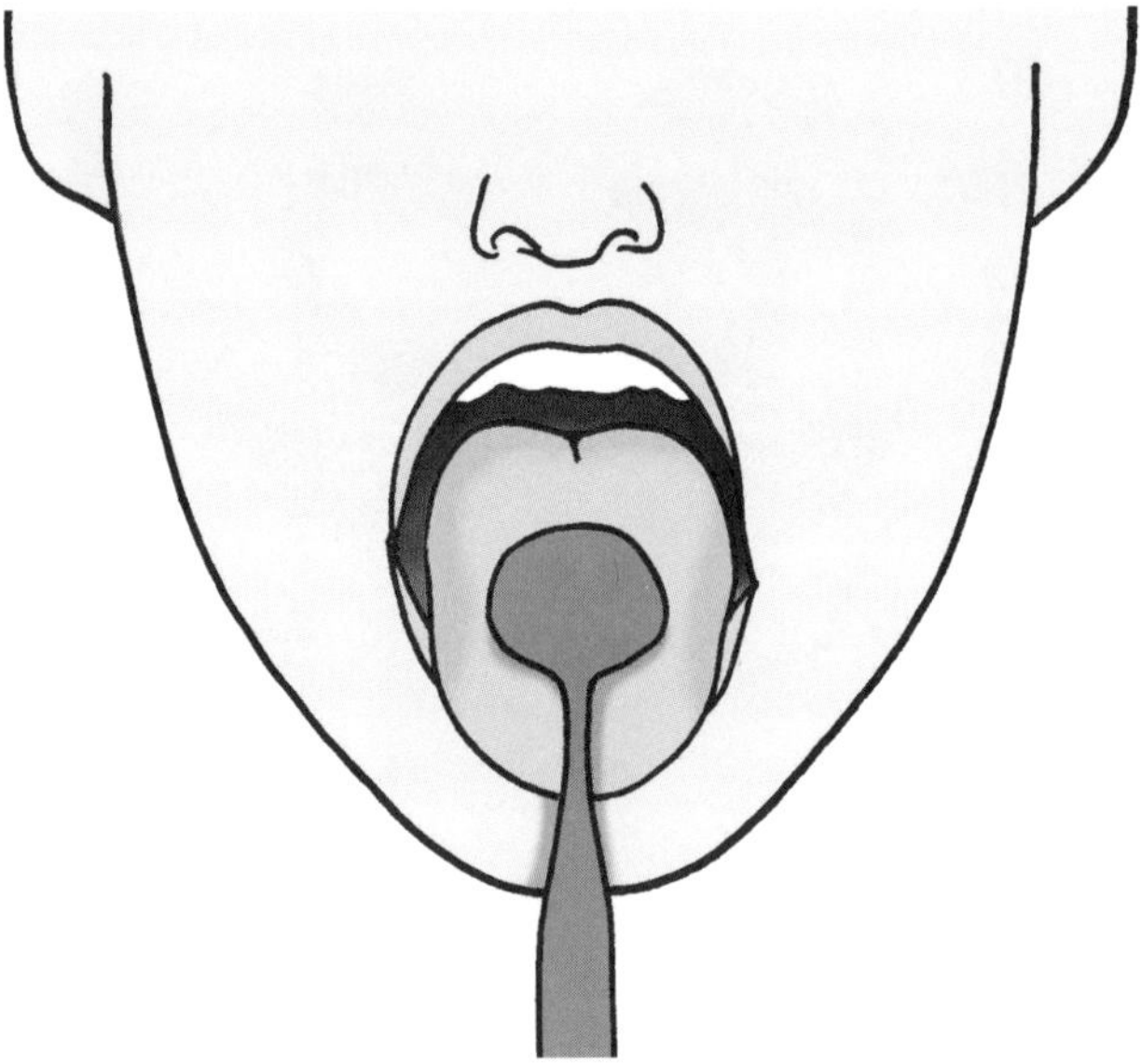

健康寿命を延ばす!

メリット1

急増する誤嚥性肺炎《ごえんせいはいえん》を防ぐ

メリット2

万病の元となる歯周病菌《ししゅうびょうきん》を除去する

メリット3

命を脅かす心筋梗塞や脳卒中を防ぐ

メリット4

自分の歯を守り寝たきりにならない丈夫な体をつくる

はじめに

「舌そうじ」習慣で県内一位の健康寿命を実現した町があった

いまから15年前のことです。

「精田さんの口腔ケアのやり方を指導してください」

そんなご依頼を受けて私が訪れたのは、富山県の人口約2万人のとある町でした。

その町にある学校の教室を借りて、平日に開かれているサロンには、30人ほどのお年寄りが集まっていました。

みなさんの年の頃は、70~90歳半ばまでといったところです。

そこで私がみなさんに勧めた口腔ケアは、歯みがきではなく「舌そうじ」でした。

「舌そうじなんて、一度もやったことない!」

私が舌そうじの必要性についてお話しすると、サロンのみなさんは異口同音にそうおっしゃいます。

いま、この本を手にとってくださったあなたも、同じではありませんか？

間違いだらけの口腔ケア

世界で最も清潔とされている日本人ですから、お口のケアに敏感な方はたくさんいらっしゃるのですが、残念ながら**舌そうじをされている方はほとんどいないの**が現状です。

1日3回の食後には、歯みがき剤をたっぷりつけた歯ブラシを縦横無尽に動かし、口内を泡だらけにして念入りに歯みがき、就寝前にはデンタルフロスや歯間ブラシを使って歯垢を落として、薬用マウスウォッシュでブクブクうがい。

『よし、これで完璧!』

お口は薬用マウスウォッシュの心地よい香りに包まれ、気持ちよく就寝……というパターンが、お口のケアに敏感な多くの人の習慣ではないでしょうか。

しかし、実は**「泡々になる歯みがき~デンタルフロスや歯間ブラシによる歯垢除去~マウスウォッシュ」という口腔ケアは、完全に間違い**なのです。

その理由は、**このような口腔ケアでは、虫歯菌は除去できても、歯周病菌を除去することはできない**から。

つまり、虫歯は予防できても、歯周病菌がまねく多くの病気を防ぐことはできないのです。

歯周病菌がまねく病気は、歯肉炎や歯周炎などの歯周病だけではありません。

歯周病菌の繁殖を許してしまうと、心筋梗塞や脳卒中、誤嚥性肺炎《ごえんせいはいえん》など、命を落としかねない危険な病気の発症リスクが大きくなるのです。

そんな恐ろしい歯周病菌をキレイさっぱり除去するためには、歯みがきではなく、**舌そうじ**の習慣を欠かすことはできないのです。

舌そうじをすると味覚が鋭くなる

サロンにお集まりのみなさんに、セイダ式舌そうじのやり方について説明したのち、私はこのようにお願いしました。
「毎日じゃなくてOKです。月曜日と木曜日の週2回だけ、この舌そうじをやってみてください」

そして1カ月後、私は再びサロンを訪問しました。
すると、92歳のおじいちゃんがこういいました。
「アンタに教えてもらうまで、舌そうじなんてしたことがなかった。親も教えてくれなかった。いわれたとおりに1カ月やってみたら、キリンビールとアサヒビールの**味の違いがくっきりとわかるようになった**」

ビールの味の違いって、わかっているようで実はよくわかってないものです。しかし、それぞれのビールには渋みと苦みに個性があって、本来はまったく風味が違うものなのです。

なんとなくゴクゴク……プハーッと喉越しだけで飲み干してしまいがちですが、習慣的に舌そうじをしてから飲むと、ハッとするほど渋みと苦みの違いがわかるようになるんです。

別のおばあちゃんは、こういいました。

「トマトの**味がよくわかるようになった。**露地ものとハウスものでは、まったく甘みが違う」

舌そうじをすると、歯周病菌とそれが餌とするカビが除去されるので、味を感知する味蕾の細胞が元気になって味覚が鋭くなるのです。

舌そうじをすると健康寿命が延びる

舌そうじで変わるのは、もちろん味覚だけではありません。
継続的な医療や介護を必要とせず、自分の力で自立した生活を送ることができる生存期間のことを「健康寿命」といいますが、この**健康寿命を延ばすために大切な口腔ケアこそが舌そうじ**なのです。

セイダ式舌そうじのやり方をお教えした富山県の30人のお年寄りは、週2回の舌そうじを一生懸命やり続けてくださいました。

初訪問から5年後に、みなさんのその後について調査をおこないました。

30人のうち、お亡くなりになったのは、たったの3人。

その3人のうち2人の方は、まさにピンピンコロリの大往生でした。

寝たきりどころか、病気らしい病気もすることなく、お亡くなりになる前日に救急車で運ばれて、翌朝にコロリとお亡くなりになったそうです。

残りの1人の方も寝たきりにならず、たった3日間入院しただけで他界されました。

本編で詳細しますが、30人のお年寄りが始めた舌そうじの習慣は、家族や親戚、ご近所さんへと拡散して、同じ町に住む多くの人々に自然と伝播しました。

こうして舌そうじが拡散した結果、この町のお年寄りはどんどん元気になり、

「もう病院に来なくてもいいです……」

お医者さんから、そういわれる人が増えたそうです。

現在、この町は富山県で**健康寿命が一番延びた地域**となり、**最も介護保険を使わない町**として知られるようになりました。

本書では、北陸の片隅の小さな町で奇跡を実現した、**セイダ式口腔ケア**のメソッドをわかりやすく解説してまいります。

ピュアグループ歯科衛生士事務所　代表　精田紀代美

目次

第2章 戦前の日本には「舌そうじ」の習慣があった！

第3章 セイダ式舌そうじで健康寿命を延ばそう！

第5章 セイダ式歯みがきでバイオフィルムを除去しよう！ 119

第1章

口腔で最も大切なのは歯ではなく「舌」である

聞く耳をもってもらえない口腔ケアの話

これからお話しする口腔ケアのお話は、高齢者にとって、時には生と死を分けることがあるほどの大事な情報なのですが、私が活動を始めた当時は、耳を傾けてくれる人はほんの一握りの方だけでした。

私の活動拠点は、富山県です。

いまは全国で講演活動を展開していますが、始めた当初は北陸が活動の中心でした。

ありがたいことに北陸の各所からお声がけをいただいて、

「公民館の集まりで、口腔ケア指導のお話をしてください」

というご依頼を得て出かけていくわけですが、口腔ケアのお話の時間になった途端に多くの方々がバタバタと席を立って帰ってしまうのです。

主に週末に開かれている公民館での活動は、だいたい午前中に参加者全員で体操やゲートボールなどの運動をして、昼になるとみんなで昼食を楽しみます。

そして、昼食後に口腔ケアのお話を……というスケジュールなのですが、

「口腔ケア？　私は健康だし、虫歯もないから……」

といって、ほとんどの方が帰ってしまいます。

『実践すれば健康寿命が延びるし、命を左右することもある重要な話なのに……どうして、みなさんは聞いてくれないのだろう……』

正直、私は悩みました。

『楽しんで聞いてもらえるように工夫もしているのに……』

どんなに役立つお話でも、聞いてくれる人がいなければ意味がありません。

そんな悲惨な状況が2年ほど経ったある日、転機となる出来事が起こります。

講演ではなく爆笑ライブに……「おんなきよまろ」の誕生

空席が目立つ公民館の一室で、口腔ケアの講演を終えると会場の片隅で耳を傾けていてくれた主催者の区長さんが声をかけてくれました。

「アンタの話は、役立つだけでなく実に面白い！　講師じゃなくて芸人として話をしなさいよ」

「芸人？　私がですか……」

「そう、芸人。芸名をつけてあげるよ。えーと……そうだ！　綾小路きみまろさんにあやかって、**おんなきよまろ**ってのはどうだい？」

「おんなきよまろですか！　うーん、ちょっと恥ずかしいなあ……」

しばし、逡巡したのですが、当時のようにいくら役立つ口腔ケアの情報でも聞いてくれる人がいなければ、活動する意味がありません。

『足を運んでもらうきっかけが、お笑いでもいいじゃないの。私が道化をすることで、笑いのパワーに乗せて口腔ケアについて知ってもらえれば本望よ！』

そう決心した私は、

「区長さん！ そのアイデアいただきます。次回からはおんなきよまろと名乗って講演を……いや、講演ではなく爆笑ライブ……もとい『**爆笑健口ライブ**』として活動してみます！」

「おお、そりゃいい考えだ！ 楽しみにしてるよ！」

こうして、私はそれから5年間を期限にして、口腔ケアのお話をお笑いネタにする芸人・おんなきよまろとして活動することにしたのです。

ちなみに綾小路きみまろさんには、特に許諾は得ていませんのであしからず。

この『おんなきよまろ　90分爆笑健口ライブ』作戦は見事に功を奏して、活動開始直後から大変多くの施設からお声をかけてくださることとなり、公民館の行事でもライブ前に帰る人はいなくなりました。

越中方言の漫談に乗せて口腔ケアメソッドを紹介

芸人・おんなきよまろと称して、講演ではなく90分爆笑健口ライブというスタイルでお話しするようになってから、特におじさん、おじいちゃん受けがよくなりました。本家本元の綾小路きみまろさんは女性ファンが多くいらっしゃいますが、北陸のおんなきよまろは「男性を呼べる」ということになるでしょうか。

私が代表を務める口腔ケアの専門企業、株式会社ティース・アイの富山本部には、「まさまろ」と「ゆうまろ」、中部地区には「まなまろ」、関西地区には「じゅんまろ」、

90分爆笑健口ライブで舌掃除を実演する

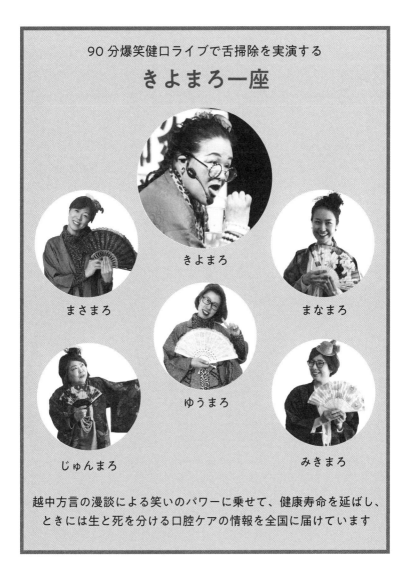

きよまろ一座

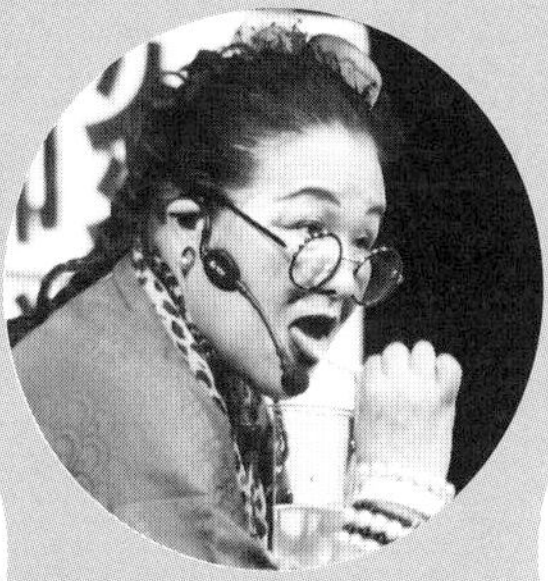

きよまろ

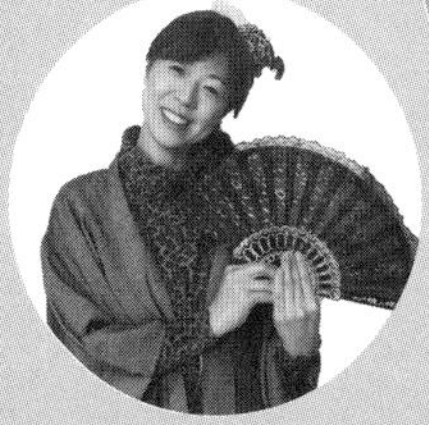

まさまろ

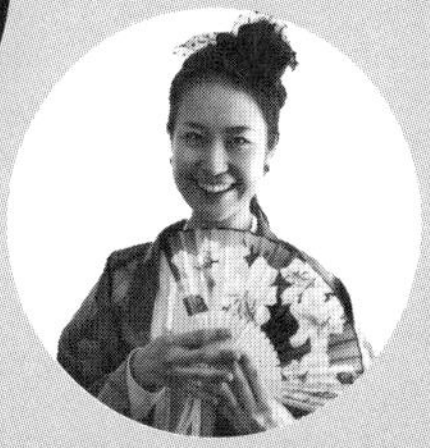

まなまろ

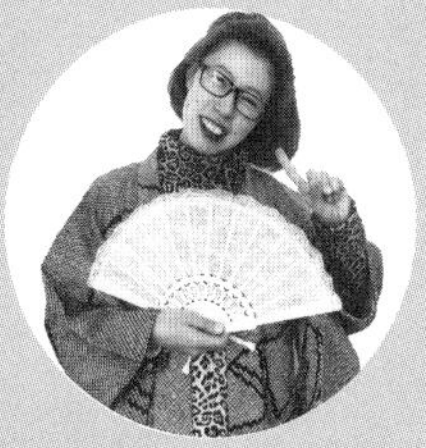

ゆうまろ

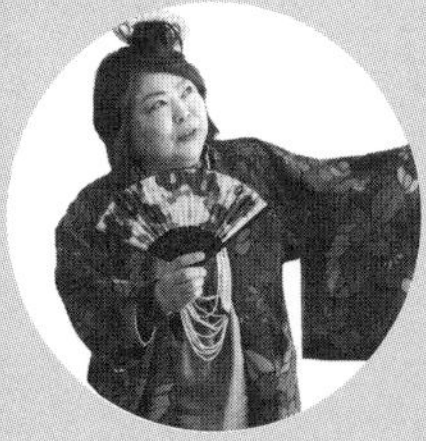

じゅんまろ

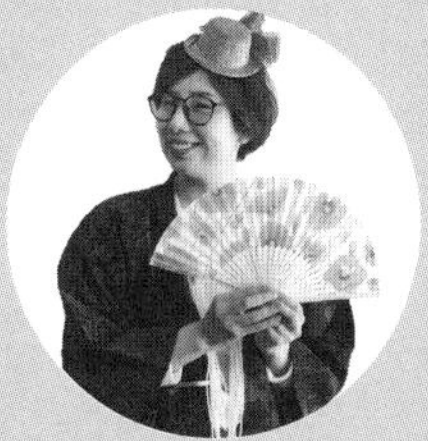

みきまろ

越中方言の漫談による笑いのパワーに乗せて、健康寿命を延ばし、
ときには生と死を分ける口腔ケアの情報を全国に届けています

北陸地区には「みきまろ」という5人の美人アシスタントが常駐していて、私のライブを支えてくれています。

えっ？　男が呼べるのは、きよまろのお笑いではなく、5人の美人アシスタントの効果じゃないのかって？

その効果も否定はしませんが、活動を続けるうちに、おんなきよまろがおじさん、おじいちゃんを笑わせることが得意になってきたのも確かです。

信じられない方は、ぜひ一度ライブに足をお運びください。

ここで、ちょっとだけ……「爆笑健口ライブ」の冒頭を再現させていただきます。

（ライブでは越中方言丸出しでお話ししていますが、ここでは標準語で記します）

みなさん、初めまして。

私の本名は精田紀代美、65歳のときから『おんなきよまろ』と称してデビューいたしまして、70歳までの5年間だけ活動することになりました。

本日は『おんなきよまろ　90分爆笑健口ライブ』と題しまして、ピンピンコロリと死ぬためのお話をさせていただきます。


おや、みなさんはこの地域の青年団？　もとい、若妻会ですかね？

ここからお顔を拝見していると、みなさん実に元気そうです。

今日はお口の健康のお話なんですが、笑いを通してお口の大事なことを知っていただこうと思い、やって参りましたが……いやはや、実は私がみなさんのような元気な方々にお会いする機会はあまりございません。

というのは、年間を通してほとんど毎日……おそらく1年365日のうち280日は、いわゆる「特養」……特別養護老人ホームを訪問していまして、

『明日、死んでしまうかも……』

というぐらいのお年寄りの方のお口をキレイにするお仕事をしています。

10年前に、口腔ケア指導の仕事のご依頼をいただきまして、

『どうして明日死ぬかも……という最晩年を迎えてから、お口をキレイにし始めなきゃいけないんだろう……それじゃあ、遅過ぎるじゃない！』

正直なところそんなふうに疑問を抱きながら、口腔ケア指導をしてきました。

あの世に行かれたときに、神様から、

『アンタ、口がキレイやね！』

なんて褒められるためかな……とも思ってみたり。

人によっては、褒めてくれるのは神様ではなく、閻魔大王かもしれませんけどね……。

とにかく、亡くなる前になってお口をキレイにするなんておかしいと思い、

『もっと元気なうちから、口腔ケアをすればいいのに……』

という気持ちを抱き続けてまいりました。

それから、還暦を迎えつつあったり、とっくに迎えてしまったくらいの古めの青年会……もとい、若妻会のみなさんにお話しするライブを開催するようになりました。


こんな感じで、越中方言丸出しで90分間しゃべり倒しているのですが、最初は笑うだけのみなさんも、徐々に口腔ケアの真実に熱心に耳を傾けるようになっていきます。

それでは、健康寿命を延ばし、時には生と死を分けることもあるお口の話、**セイダ式口腔ケア**について解説してまいりましょう。

セイダ式口腔ケアの原点は誤嚥性肺炎対策

口をキレイにする私の仕事は、２００９年に富山県内の特別養護老人ホームの施設から始まりました。

セイダ式口腔ケアが生まれた理由は、実は当初から明確にあったのです。

特に食事や飲み物を飲んだときなどに、

「ゲホッ、ゲホホッ……」

などという感じでむせた経験は、誰しもあると思います。

口の中に細菌が繁殖していると、高齢者は特にこのむせた瞬間に、唾液に混じった細菌が気管の中に侵入してしまうことがあります。

侵入した細菌の中には、体に悪い影響を与えるばい菌も多くいて、それが気管でも繁殖してしまいます。

その結果、肺が炎症を起こし、**誤嚥性肺炎《ごえんせいはいえん》**という病気になって多くのお年寄りの命を奪ってしまうのです。

厚生労働省の2017年度の調査では、誤嚥性肺炎は死因の第7位にランクされていて、同年では35740人の方がお亡くなりになっています。

誤嚥性肺炎の原因は、「むせる」ことに違いないわけですが、

「むせるな！」

といっても、人間は老若男女すべからくむせますので、**誤嚥性肺炎を予防するためには、むせても大丈夫な口腔環境を整えることが肝要なのです。**

特に、要介護度4〜5の方が入所されている特別養護老人ホームでは、入所者のお年寄りがゴホッとむせるたびに、

「大変だ！　誤嚥性肺炎だ！」

といって、病院に入院させなければならなくなります。

入院すれば、一時的には安心ですが、40〜50日入院すると大変なお金がかかるもの

主な死因別死亡数の割合（2017 年）

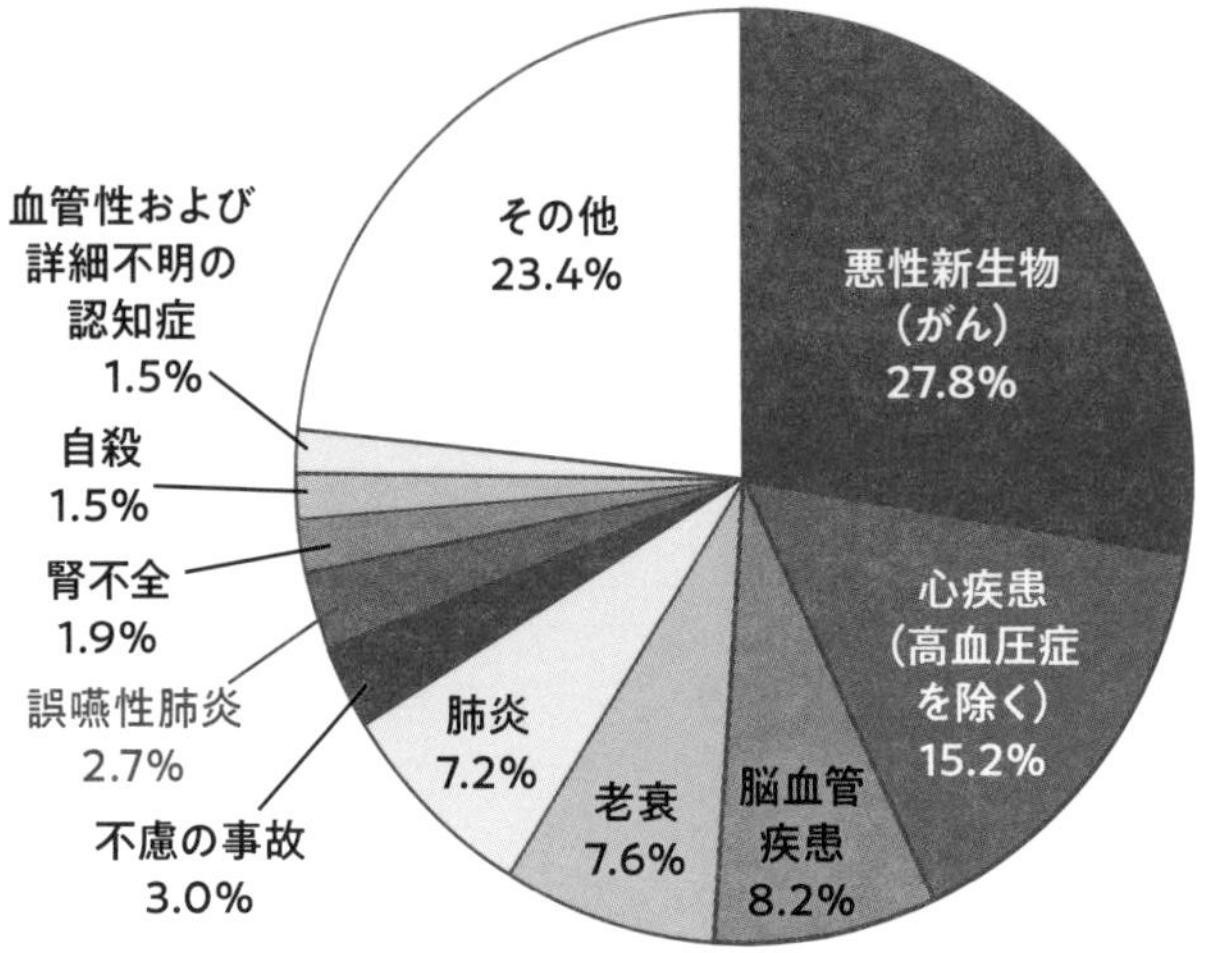

出典：厚生労働省「平成29年（2017）人口動態統計月報年計（概数）の概況
結果の概要」資料内「図５　主な死因別死亡数の割合（平成29年）」を参考に作成

2016 年までの厚生労働省の調査では、
誤嚥性肺炎は肺炎に含まれる形でカウントされていましたが、
2017 年からは他の肺炎とは区別して、
死因順位に用いる分類項目に追加されました。
それだけ罹患者数が多くなっていることを示しているといえます

です。

しかも、**誤嚥性肺炎は1回の入院ではコロッと死ねないのも事実です。**

誤嚥性肺炎で何回入院すれば死ねるのかといえば、多くの人は5回程度入院をくり返さないと死ねません。

入院費でいえば、5回の入院で約1000万円もかかるといわれています。

コロッと気持ちよく死ぬどころか、どえらい医療費をかけなければいけなくなってしまうなんて困りますよね？

本人や家族はもちろんですが、医療費の大部分を負担する国も困る……ということは、税金を納めている国民全員も困るというわけです。

そこで2009年に厚生労働省が重い腰を上げて、

『誤嚥性肺炎を減らしましょう！』

と指導するようになりました。

前述のとおり、誤嚥性肺炎の原因はむせることですが、むせないようにするのは不可能ですから、むせても大丈夫なように口腔環境を清潔にしなければなりません。

つまり、

『口の中をキレイにしなさい!』

ということを国がいい始めたわけです。

そんな国による要請を受ける形で、セイダ式口腔ケアはスタートしました。

誤嚥性肺炎を防ぐには舌をキレイにすればいい

特別養護老人ホームを訪問して、口腔ケア指導のお仕事を始めてから、数えきれないほど多くのお年寄りの口の中を拝見する中で、いろいろなことがわかってきました。

まず、着目したいのは、お口の中でどこが最も汚れているのか？という問題です。

その答えは、ズバリ**舌**です。

まえがきでも触れましたが、**歯周病菌などの細菌が多く繁殖しているのは、歯ではなく舌なのです。**

この事実を裏付ける証拠のひとつとして、特別養護老人ホームに入所しているお年寄りは歯が少ない人ばかりということがあります。

歯の汚れが原因であれば、歯のないお年寄りの多くが誤嚥性肺炎に罹患するのは誰が考えてもおかしいですよね？

つまり、誤嚥性肺炎の原因となるのは、歯の汚れではなく、舌の汚れである可能性が高いということです。

日本には、1億2600万枚の舌があるわけですが、現在は舌そうじを習慣にしている人は極々少数に過ぎないので、日本国民のほとんどの人の舌が汚れに汚れた状態にあると推察されます。

国を挙げて誤嚥性肺炎を減らそうという動きが活発になる中で、私は多くのお年寄りのお口の中を拝見しながら、

『いまこそ、舌そうじの習慣を拡散させなければならない』

と思い決めました。

誤嚥性肺炎を防ぐには「動く舌」をつくればいい

特別養護老人ホームに集う多くのお年寄りの舌を観察させていただく中で、もうひ

とつ気がついたことがあります。

それは、誤嚥性肺炎を防ぐには**「動く舌」**をもつ必要があるということです。

よく観察していると、**舌が使われるのはしゃべるときよりもごはんを食べるとき**なんです。

元気な人の場合は、モグモグと咀嚼《そしゃく》するときだけでなく、のみ込むときにも舌がよく動き、舌の筋肉によって舌の中央が凹むような形になるので、食べ物が舌の中心に集まって食道に吸い込まれるように嚥下《えんげ》されています。

しかし、年を重ねて元気がなくなってくると、だんだん舌の動きが悪くなって、上手に嚥下できなくなります。

特別養護老人ホームのみなさんの食事を観察していると、舌の筋肉が衰えて中央が凹まずに、むしろ舌の中央が高くなって山型になっています。

そのため、咀嚼した食べ物が舌の中央に集められずに、舌から咀嚼物がポロポロこぼれてしまい、上手に吸い込むことができないのです。
そして、ごっくんと嚥下するたびにゴホッ、ゲホッとむせて息が苦しくなり、のみ込むごとにゼーゼーしながらぐったりしてしまいます。

この舌の動きの違いを観察した経験を経て、

『誤嚥性肺炎を防ぐためには、舌をキレイにするだけでなく、動く舌をつくれるように鍛えればいい!』

と確信しました。

次の第2章で詳細しますが、実は「噛む」という作業は、きちんと口腔ケアをしている人であれば、歯がなくなってもできるようになります。
もちろん、入れ歯がなくても噛めるという意味です。

これから紹介するセイダ式口腔ケアの理論を知っていただき、しっかり動けるキレイな舌をつくっていきましょう。

第2章

戦前の日本には「舌そうじ」の習慣があった!

あの100歳姉妹の長寿の秘密も「舌そうじ」にあった

口腔ケア指導のお仕事が次々と舞い込むようになり、富山県を中心とした北陸地方の多くの特別養護老人ホームに毎日のようにお邪魔して、入所するお年寄りの口の中を次々と拝見するうちに、

『高齢者の命を奪う誤嚥性肺炎を予防し、健康寿命を延ばすためには、舌をキレイにして、食事中にしっかり働く「動く舌」を保つことが重要だ』

そう気づいた私は、舌そうじに関するあらゆる情報をかき集めて勉強する日々を送るようになりました。

その日々の中で、ある特別な長寿者の方々との〝出会い〟がありました。

その特別な方々とは、おめでたいお名前の100歳双子姉妹として国民的アイドルとなった、**きんさんぎんさん**でした。

愛知県・名古屋市にお住まいだった成田きんさんと蟹江ぎんさんは、生年月日はおふたりとも1892年（明治25年）8月1日で、きんさんは2000年1月23日に、ぎんさんは翌2001年2月28日にお亡くなりになり、それぞれ107歳、108歳という天寿をまっとうされました。

私が本格的に口腔ケア指導を始めたのは2009年のことですから、もちろんおふたりに直接お会いできたわけではありません。

口腔ケアの情報を集めて勉強中のときに、長野県佐久市でご活動されていたある歯科医師の先生の講演を拝聴したのですが、その先生がご存命中のきんさんぎんさんに口腔内を見せていただく機会に恵まれて、おふたりの口腔の状態についてさまざまな記録を残されていたのです。

この先生の記録を通して、私はおふたりの驚くべき口腔環境を目の当たりにすることなり、その秘密が「舌そうじ」の習慣にあることを確認しました。

きんさんは歯がないのに硬い食べものをバリバリ食べる

きんさんぎんさんの姉・成田きんさんは、タイやイカのお刺身が大好きだったそうです。

きっと、お魚が好物だったのでしょう。

朝食には、「ひいわし（干鰯。ほしかともいう）」というイワシの丸干しを頭からしっぽまでバリバリと全部召し上がっていました。

頭も骨もそのまま、歯ごたえのあるイワシの丸干しをバリバリ食べるきんさんですが、実は歯が一本もありません。

この事実は、私も写真を見せていただいて確認しています。

ちなみに妹の蟹江ぎんさんは、前歯が５本だけありました。

歯学を教える学校では、

『高齢者が硬い食べものを食べるためには、歯が最低20本ないと咀嚼できない』

というふうに生徒に説明します。

私も同じように教わりましたが、そんなことはお構いなしに**歯のないきんさんは、イワシの丸干しをバリバリ食べちゃっている**わけです。


前出の歯科医師の先生も、この事実を確かめたくて長野県佐久市から愛知県名古屋市のきんさんぎんさんを訪ねたそうです。

このときにその先生は、おふたりの口の中の写真とレントゲン写真を撮影し、記録に残されました。

その画像を私は拝見させていただいたわけです。

おふたりの口腔の画像を見た私は、驚くべき2つの真実に目を見張りました。

驚愕の真実・その1
きんさんぎんさんの歯茎は丈夫でピカピカ

まず驚いたことは、おふたりの歯茎の状態でした。

きんさんは歯が1本もなく、ぎんさんは前歯が5本残っているだけでしたが、**歯茎はピカピカ**なのです。

講師の先生のお話では、おふたりの歯茎はキレイなだけではなく、歯の代役を果たせるほどとても丈夫だったそうです。

つまり、イワシの丸干しなどの**歯ごたえのある食べものでも歯茎だけで咀嚼して食べることができた**のです。

きんさんとぎんさんのお母さんは、おふたりに次のように諭しました。

「女は子どもを産むたびに、歯がダメになる。しかし、たとえ歯がなくなっても歯茎がしっかりしていれば大丈夫や」

母親から、そう教育されたとおっしゃっていたそうです。

日本人初の歯科医師が誕生したのは１８７５年（明治8年）のことで、アメリカ人の歯科医師に師事していた小幡英之助が始祖といわれています。

きんさんぎんさんが生まれ、少女時代を過ごした明治末期の代では、歯医者さんは極々少数で、限られた一握りのお金持ちだけしか受診できませんでした。

歯医者さんに診てもらえない人たちは、虫歯などで歯がなくなると、「入れ歯師」と呼ばれた職人に頼み、樫のような硬い木材を彫刻刀で掘った義歯をはめたそうですが、それも多くの貧しい庶民には高嶺の花だったのです。

きんさんぎんさんの実家も貧しかったそうですので、

「歯茎がしっかりしていれば大丈夫」

と、お母さんはおふたりに諭したのでしょう。

ちなみにきんさんは14人、ぎんさんは5人の子宝に恵まれたそうですから、きんさんは28本の歯をひとり産むたびに2本ずつ失ったことになりますね。

驚愕の真実・その2
きんさんぎんさんの舌はキレイな肌色

もうひとつ驚いたのは、きんさんもぎんさんも**舌がとてもキレイ**だということでした。

「キレイな舌」というと「ピンク色の舌」をイメージする人が多いのですが、実は**最もキレイな舌というのは肌色をしている**ものなのです。

私自身も、キレイな舌はピンク色であると長い間誤解していました。

見せていただいたきんさんぎんさんの口腔の写真では、おふたりの舌は小さくてかわいいキレイな肌色だったのです。

この真実を目の当たりにして、私は驚愕しました。

人生１００年時代といわれている昨今ですから、特別養護老人ホームを巡ると１００歳前後のお年寄りにお会いすることは珍しいことではありません。

しかし、そこで私が拝見させていただく舌の色は、黄色かったり、黒ずんでいたり、ときには白かったり、青かったりします。

肌色の舌なんて、一度も見たことがなかったのです。

「どうして、きんさんぎんさんの舌はキレイな肌色をしているのだろう？」

私はしばらく悩むことになりました。

しかし、ある日ピンと閃くことがありました。

天啓を得た私は、懐妊中だった知人を見つけて頼みごとをしたのです。

「赤ちゃんが生まれたら、すぐに舌を撮影して写真をみせてください！」

果たしてオギャアと生まれたばかりの赤ちゃんの舌の色は、ピンク色ではなくキレイな肌色をしていたのでした。

みなさんも身近にお子さんやお孫さんが生まれたら、ぜひ生まれたばかりの赤ちゃんの舌の色を確認してみてください。

きっとピンク色ではなく、肌色をしているはずです。

きんさんぎんさんの舌の色は、生まれたばかりの赤ちゃんと同じ肌色をしていたという真実は、新しい口腔ケアのあり方を考えるための大きなヒントとなりました。

健康寿命を延ばす秘訣は「朝食前」の舌そうじ

生まれたばかりの赤ちゃんと同じように、キレイな舌を持っていたきんさんぎんさんは、**毎朝舌そうじをしていた**そうです。

朝起きると、まずコップ1杯の水でうがいをします。

そのあとは、歯みがきではなく、舌そうじをしました。

もちろん、当時は第3章で紹介しているような「タンクリーナー」はなく、太い銅線を曲げたものを使って、毎朝舌を掃除されていたそうです。

現在も銅製の「タングスクレーパー」という商品が販売されていることから、銅は舌そうじに向く素材であるはずで、昔の人の経験と知恵には脱帽します。

舌そうじのあとは、顔を洗って髪を結い、着物を着てしっかり帯を締めてから、台所で朝食の支度をします。

羽釜でごはんを炊いたら、そのごはんを仏壇にお供えして、お題目を唱えます。

仏壇で朝のお勤めを済ませたら、お供えしたごはんを下げてきて、そのごはんで朝食をとるのが、きんさんぎんさんの実家の習慣だったそうです。

この一連の朝の生活習慣は、きっと戦前までは、多くの日本人が実践していた当たり前のことだったのではないでしょうか。

仏壇に向かう前に、身を清める必要があるため、どうしても舌そうじや洗面は朝食の前に済まさなければならないわけですが、この順番の中にこそ健康寿命を延ばす秘訣が隠されていたと私は考えています。

なぜならば、「朝食前」に舌そうじをする習慣こそが、誤嚥性肺炎をはじめとした万病を防いで命を守るメソッドであるからです。

朝一番の舌は細菌だらけで最も汚れている

舌そうじを「朝食前」にするのか？「朝食後」にするのか？という問題は、健康寿命に影響する大きな問題です。

「朝ごはんを食べれば、舌も歯も汚れるから、舌そうじも歯みがきも朝食後にするほうが清潔なはずでは……？」

そんな声が聞こえてきそうですが、それは完全に誤りです。

その理由は、**人間の口腔が最も汚れているのは起きてすぐ……朝一番のタイミング**なのです。

起床後の口の中には、誤嚥性肺炎など多くの病気を引き起こす細菌だらけですので、そのまま朝食を食べると病原菌を飲み込むことになってしまいます。

なぜ、朝一番の口腔に細菌が繁殖しているのかといえば、いつもは胃に棲んでいる細菌が就寝中に這い上がってくるからです。

胃から這い上がってくる細菌は、口腔の中でも特に舌上の奥に集中して生息して巣をつくります。

「起床後の口が臭い！」

「朝、口の中がネバネバして気持ちが悪い……」

という人は少なくないと思いますが、それはこの細菌が原因となって起こる症状なのです。

きんさんぎんさんの例が示すとおり、戦前の日本人は信仰心が篤く、先祖を大切にしたので、必ず朝に仏壇や神棚に手を合わせる習慣がありました。仏前や神前に向かう前に身を浄める必要がありましたし、朝食はお供えの後でなければなりませんでした。

つまり、**昔は舌そうじを朝一番、朝食前におこなう習慣が守られていたため、その結果として、口腔に繁殖した細菌を飲み込まずに排除できたのです。**

GHQが「朝食前の舌そうじ」を「朝食後の歯みがき」に変えた

朝一番に仏壇や神棚に手を合わせて、お題目を唱える習慣は、戦前までは北海道から沖縄まで全国的にありました。

しかし、その慣習は時代を巡るにつれて失われ、「朝食前の舌そうじ」の習慣は「朝食後の歯みがき」にとって代わられてしまいます。

ターニングポイントとなったのは、戦後復興時でした。


第二次世界大戦の敗戦国となった日本には、戦勝国のアメリカからＧＨＱ（連合国軍最高司令官総司令部）が乗り込んできました。

このときに最高司令官だったダグラス・マッカーサーが連れてきたアメリカ人の歯科医師が、

「日本人は、口をキレイにしてから朝食をとるようだが、それは間違っている。アメリカでは、朝食後に歯をみがく。歯みがきは、歯が汚れる食後におこなわないと合理的じゃないじゃないか。歯みがきは食後にするように指導しなさい」

そんなことをいって、日本人の「朝食前の舌そうじ」の習慣は「朝食後の歯みがき」へと変更されてしまった……ということを私は昔の人から聞いたのです。


病原菌と一緒にごはんを食べて、食後にエチケットとしての意味しかない歯だけをみがくなんて、健康第一の視点で考えれば本末転倒のはずです。

こうして、日本人の理にかなった口腔ケア習慣は失われてしまいました。

「朝食後の歯みがき」で歯周病菌を飲み込んではいけない

まえがきでも少し触れましたが、起床時に舌を中心とした口腔に繁殖する病原菌の正体は、**歯周病菌**に他なりません。

口腔内には数百種類以上の細菌が生息しています。

歯周病菌とは単一の細菌の名前ではなく、歯肉炎や歯周炎などの歯周病を引き起こす複数の常在菌を指します。

虫歯の原因となる**虫歯菌とは異なるので区別してください。**

歯周病菌は口腔内だけでなく、胃の中にも生息しており、就寝中の夜間に這い上がってきて舌のひだの間に棲みつきます。

歯周病菌には「血液を好む」という特徴があって、血管の中に入り込もうとします。歯周病菌が血管内に侵入すると、血液の流れに乗って全身を駆け巡り、脳に行けば脳梗塞、胸部に行けば心筋梗塞、関節に行けば関節炎……といったふうに多くの病気を引き起こします。

もちろん、肺に行けば誤嚥性肺炎のリスクにもつながります。

糖尿病の罹患率を高めることもあるといわれていますし、妊娠中であれば、お腹の赤ちゃんにも影響を及ぼします。

特に脳梗塞や心筋梗塞、誤嚥性肺炎は、命にかかわる危険な病気です。

くり返しになりますが、歯周病菌はその名前とは異なって歯の周囲に多いのではなく、空気に触れない舌のひだの中に多く生息しています。

つまり、**歯周病菌は歯みがきでは除去できない**のです。

次章で紹介する**セイダ式舌そうじ**のやり方を参考にして、歯周病菌が最も繁殖している起床時に……それも**朝食前に舌そうじをする習慣**を身につけてください。

第3章

セイダ式
舌そうじで
健康寿命を
延ばそう!

歯ブラシによる舌そうじは厳禁！

特別養護老人ホームで働くスタッフさんに、

「入所者のみなさんの舌そうじをしましょう！」

と呼びかけると、たいてい歯ブラシが用意されます。

テレビ番組で舌そうじを推奨するときも、歯ブラシを使っているシーンをよく見かけます。


結論から申し上げると、**歯ブラシで舌そうじをするのはNGです。**


歯ブラシの多くは、ブラシ部分がナイロン製でできています。

このナイロン製のブラシで舌をこすってしまうと、味蕾《みらい》の細胞を傷つけてしまうのです。

味蕾とは、甘い、酸っぱい、辛い、苦い……などの味覚を感じとる器官で、舌の表面に見えるブツブツの部分です。

10年ほど前のことですが、

「歯みがきをするときには、歯だけではなく舌の上もキレイにしましょう！」

という指導が拡散されてしまったことがあります。

このことが大変な状況を招いてしまいました。

実践した方々の舌の粘膜上皮が剝がれ落ちてしまい、味蕾のブツブツがなくなってツルツルになってしまったのです。

当然のことですが、味蕾を傷つけてしまったことで味覚もマヒしてしまいました。

さらに、被害は味覚がマヒしただけでなく、舌上に傷害を負ってしまったことで飲食するたびに沁《し》みてしまい、痛みを覚える人も少なくありませんでした。

この状況を目の当たりにして、

「歯ブラシで舌そうじをするのは、絶対ダメだ！」

私は、そう確信したのです。

舌そうじには専用のタンクリーナーを使おう！

舌そうじに向く器具を探してみて、さまざまな専用の「タンクリーナー」が市販されていることを知った私は、とにかく片っ端から買い集めて、自ら使って確かめてみることにしました。

最初に気に入ったのは、チタン製のタンクリーナーです。きんさんぎんさんが使用していたものは同じ金属製でも銅製でしたが、こちらは原子番号22番のチタンです。

チタンは、耐食性や安定性において、銀や銅よりも優れた金属ですので、確かにタンクリーナーに向いている素材といえます。

実際に使ってみると、すこぶる使いやすいものでした。

しかし、チタンはとにかく高価で、当時購入したタンクリーナーは、なんと5000円もする高級品でした。

購入した薬局の店員さんは、

「孫の代まで、3代に渡って使えますよ！」

というのですが、自宅用はともかく、特別養護老人ホームでは無理です。

「もっと安くて、しかも長持ちするタンクリーナーはないものか……」

そう悩み続けた挙句に見つけたのは、**シリコン製のタンクリーナー**でした。

シリコン製タンクリーナーの当時の値段は、たったの500円だったです。

使い心地もよいし、孫の代まで……とはいかなくても、特に劣化が早いわけでもなく、数年間は十分使い続けられます。

値段が安くて長持ちするだけでなく、もちろん安全性にも優れているのです。

私がそういう根拠は、このタンクリーナーに使用されているシリコンは、赤ちゃんの哺乳瓶の吸い口と同じ素材であることです。

特別養護老人ホームの介護士さんたちにも好評でした。

セイダ式舌そうじのやり方

では、早速**セイダ式舌そうじ**を実践してみましょう。

ご用意いただくのは、タンクリーナーと透明なコップ1杯の水だけです。

セイダ式舌そうじのくわしいやり方は、次の見開きページから説明するとおりです。

重点的に掃除するのは、舌上の真ん中の奥です。

なぜ、**舌上の真ん中の奥**をキレイにするのかといえば、**この部分の襞《ひだ》の中に歯周病菌が集まっている**からに他なりません。

あとは、舌の両サイドをキレイにすればＯＫです。

舌上をこすった後のタンクリーナーをコップの水ですすぐと、水の中に白いネバネバしたものが残るはずです。

この白いネバネバの正体は、口にしたごはんなどの食べかすではなく、実は**口腔内に繁殖しているカビの仲間と歯周病菌の塊**なのです。

正式名称でいえば、このカビは「カンジタ菌」と呼ばれるもので常在菌の一種です。

このカンジタ菌は歯周病菌のエサとなるもので、このカビを食べるために歯周病菌は胃の中から口腔へ這い上がってきます。

歯周病菌が胃の中から口腔へ這い上がってくるのは、みなさんが眠りについている夜間ですので、朝起きてすぐの舌の奥、その襞の中にはカビと歯周病菌がたくさん巣食っています。

セイダ式舌そうじを1週間に2回程度おこなうだけで、万病の元となる歯周病菌の塊を効果的に除去することができるのです。

セイダ式舌掃除のやり方

用意するもの

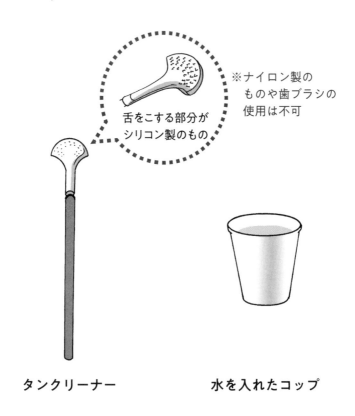

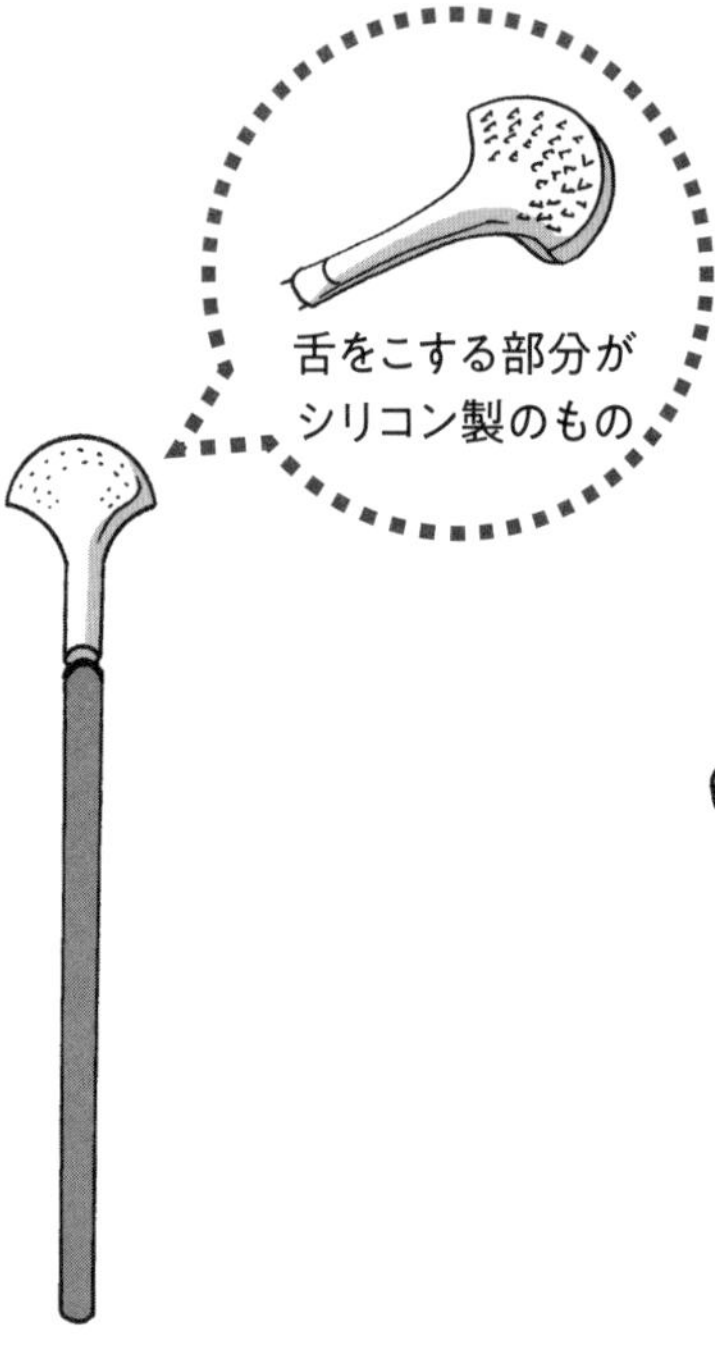

※ナイロン製の
ものや歯ブラシの
使用は不可

タンクリーナー

水を入れたコップ

①舌のセンターを掃除する

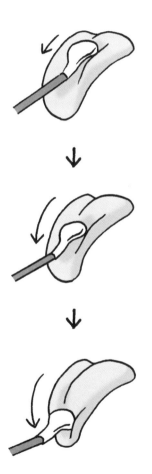

舌の真ん中の少し奥に
タンクリーナーを
押し当てて、
そのまま舌先まで
ゆっくりとこする。
これを３回おこなう。

必ず１回ごとに
コップの水ですすぐ。

②舌の左サイドを掃除する

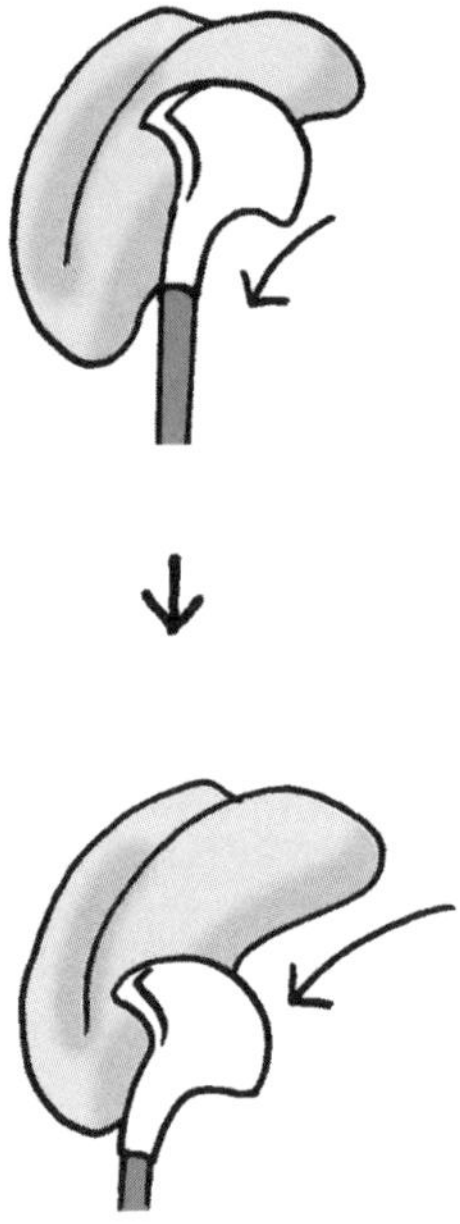

舌の左側の付け根に
タンクリーナーを
押し当てて、
そのまま舌先まで
ゆっくりとこする。
これを2回おこなう。

1回ごとに水ですすぐ。

③舌の右サイドを掃除する

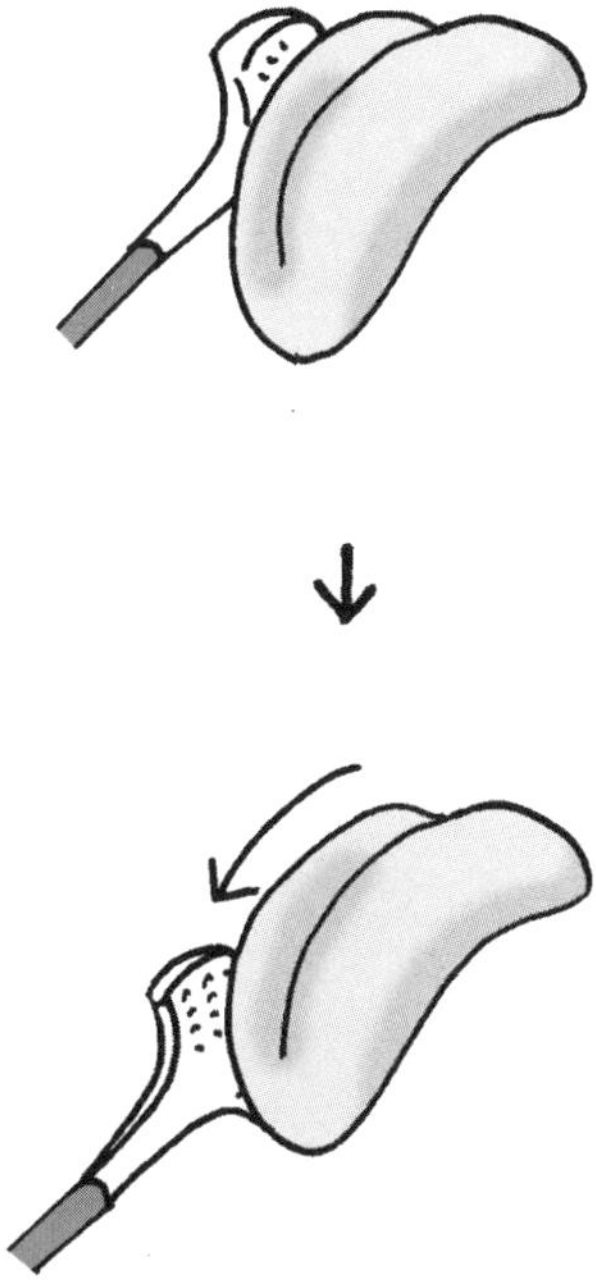

舌の右側の付け根に
タンクリーナーを
押し当てて、
そのまま舌先まで
ゆっくりとこする。
これを２回おこなう。

１回ごとに水ですすぐ。

セイダ式舌そうじは「舌の筋トレ」としても効果がある

セイダ式舌そうじは、カンジタ菌や歯周病菌の除菌だけでなく、舌の筋肉を鍛える筋トレとしても非常に効果的です。

舌上の真ん中の奥をこするときにタンクリーナーを舌にグッと押し当てると、舌の筋肉はその圧力に反発して丸まります。

この**舌が丸まる動作を3回くり返すことで、舌の筋肉が鍛えられる**のです。

第1章において、誤嚥性肺炎を防ぐには**「動く舌」**をもつ必要があるということをお話ししました。

誤嚥性肺炎を防ぐには、食事のときに舌の筋肉がよく動き、舌の中央を凹ませて、そこに咀嚼した食べものを集めて嚥下する必要があります。

しかし、歳を重ねて舌の動きが悪くなると、食べものが舌上からこぼれ落ち、上手に嚥下できなくなるのです。

ぜひ、セイダ式舌そうじを習慣にして、舌の筋肉をしっかり鍛えてください。

舌そうじの効果はお茶の味でチェックする

ある日、ＮＨＫの番組で舌そうじが特集されていました。

その番組の中では、**舌そうじをすれば口腔に生息するばい菌の80％を除菌できる**とその効果を紹介していました。

80％のばい菌を除去できるという根拠について、ＮＨＫに問い合わせてみると、実際に制作サイドで実験したわけではなく、ある研究者の学者さんに取材して得た情報ということでした。

そこで私なりに考えて、実践していただいた方に舌そうじの効果を実感してもらえるチェック方法を見つけたのです。

そのチェック方法とは、**お茶の風味を確かめる**ことです。

緑茶、ほうじ茶、ウーロン茶、紅茶などの種類を問わず、お茶の風味には、必ず心地よい程度の苦味をともないます。

舌そうじをおこなう前と後に、同じお茶を飲んでみて風味をじっくり味わい、苦味をどのように感じ、楽しめるのかをチェックすれば、舌そうじの効果を確かめることができます。

舌そうじをすると、お茶の苦味の中にある微妙に異なる複数の風味の響きを感じとれるようになり、その味の諧調を楽しめるようになるはずです。

それぞれの味覚を感じる舌の場所

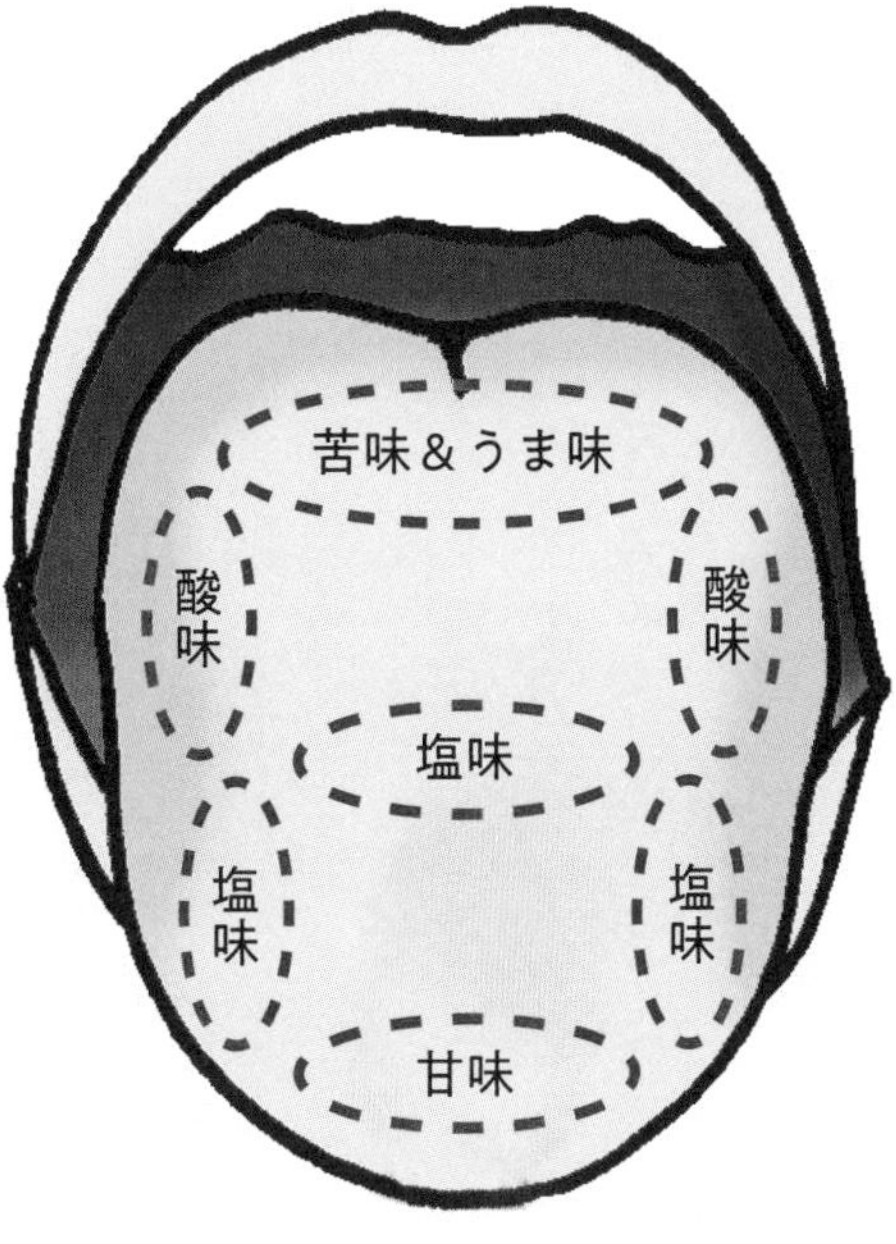

人間の舌は、味覚の違いによって感じやすい場所が異なります。
苦みを感じる味蕾の細胞は、舌の中央の奥に多く位置しています。
つまり、苦みの感じ方をチェックすることで
舌掃除の効果を確かめることができます

舌そうじをすると味覚が鋭くなる

本書の冒頭にて、30人ほどのお年寄りが集まるサロンで、舌そうじを中心とした口腔ケアの指導をさせていただいたエピソードについてお話ししました。

まえがきでは「富山県のとある町」としましたが、このエピソードは富山県の**上**《かみ》**市町**《いちまち》という町でのことでした。

最初にセイダ式舌そうじを実践していただいた30人のお年寄りのおかげで、私の口腔ケア理論は瞬く間に同町に拡散し、上市町は富山県で**健康寿命が一番長い地域**となり、**最も介護保険を使わない町**として知られるようになりました。

セイダ式舌そうじを実践していただいて、最初に現れた変化は「**味覚が鋭くなる**」という現象でした。

1週間に2回の舌そうじをはじめてから1カ月後、

「キリンビールとアサヒビールの味の違いがくっきりとわかるようになった」

「トマトの味がよくわかるようになった。露地ものとハウスものでは、まったく甘みが違う」

とおっしゃる方々が現れたのです。


当然のことですが、舌をキレイにすると味覚は鋭くなります。

もちろん、それは苦味に対してだけではありません。

うま味、酸味、甘味、塩味など、すべてに対して味覚が鋭くなるのです。

その理由は、セイダ式舌そうじにより、舌の中央と両サイドを奥から舌先までクリーニングすることで、歯周病菌とそのエサとなるカンジタ菌が除菌され、舌の味蕾細胞が元気になるために他なりません。

味覚が鋭くなると健康になる理由

舌をキレイにして味覚が鋭くなると、食べものや飲みものがさらに美味しく感じられるようになるだけでなく、さらなる大きな健康効果が期待できます。

その健康効果とは、**薄味の味付けでも美味しく感じられるようになることで、塩分や糖質の摂り過ぎを予防できる**ことによるものです。

いわずもがなのことですが、塩分の摂り過ぎは高血圧をまねきます。

血圧が高くなると血管の老化現象である動脈硬化が進行する原因となり、心筋梗塞や脳卒中（脳出血と脳梗塞の総称）などのリスクが高まります。

塩分の摂り過ぎは、胃がんの罹患率を高めるという論文も発表されています。

また、糖質の摂り過ぎは、肥満やメタボリック症候群、糖尿病などをまねくほか、前出の動脈硬化を進行させる原因にもなります。

また、多くのがんの罹患リスクを高めることにもつながるのです。

味覚が鈍くなるとどうしても味付けが濃くなってしまうのは当然のことで、その結果、生活習慣病のリスクが高まるだけでなく、命にかかわる心筋梗塞や脳卒中、がんなどの罹患率も高くなってしまいます。

味覚が鋭くなれば、日々の食事は薄味に転じて、万病の元となる塩分や糖質の摂り過ぎを改善することができるのです。

読者のみなさんには、ぜひセイダ式舌そうじを生活習慣にとり入れていただき、万病を予防して健康になっていただきたいと思います。

舌そうじをすると唾液がサラサラになって免疫力がアップする

舌そうじをすると、口腔内に繁殖している歯周病菌とそのエサとなるカンジタ菌が除菌されるため、**唾液がサラサラ**になります。

特別養護老人ホームなどの施設で舌そうじを指導すると、以前は黄色くてダラリと強い粘りがあった唾液が徐々に透明にサラサラとなり、臭かった臭いもまったくなくなります。

唾液がサラサラになると免疫力もアップするため、さまざまな感染症を予防することにもつながります。

介護施設における私の口腔ケア指導は２００９年からスタートしましたが、４年後の２０１３年には誤嚥性肺炎による入院は完全にゼロになりました。

その後、６年経った現在も誤嚥性肺炎はずっとゼロのままです。

インフルエンザにもかかりにくくなりました。
インフルエンザだけでなく、Ｏ-１５７やノロウイルスの感染例も激減しました。
尿路感染症の罹患も減りました。

まだエビデンスはありませんが、舌そうじをする習慣によって誤嚥性肺炎やあらゆる感染症を予防できることは、これらの結果が示していると私は確信しています。

本人への健康効果はもちろんですが、施設のスタッフや家族など、介護をする人たちにとっても、唾液がサラサラになって口腔がキレイになり、口臭がなくなることはとてもよい効果を生み出します。

それは嫌な臭いがなくなることによって、介護を続ける職員のモチベーションが保ちやすくなるということです。

富山県一位の健康寿命となった上市町

私が最初に指導させていただいた30人のお年寄りのみなさんの力によって、広く多くの人々に口腔ケアが拡散された結果、上市町は富山県で健康寿命が一番長い地域となりましたが、その訳は誤嚥性肺炎の罹患が減っただけではないと思います。

おそらく舌そうじの習慣によって味覚が鋭くなることで、薄味の食生活に転じた方が多くいらっしゃり、塩分や糖質の摂取量が少なくなるなどし、その結果、多くの病気が予防された結果なのではないかと私は推測しています。

市販の食品に多く使われているさまざまな食品添加物の中には、発がん性があるものもあります。

味覚が鋭敏になるとナチュラルな味を好むようになりますので、食品添加物が多く含まれる食品は避けるようになるはずです。

その結果、多くのがんの罹患リスクが低くなっても不思議ではありません。

本書の冒頭でも書きましたが、私の指導から5年後の調査では、30人のお年寄りのうち、鬼籍に入られたのはたったの３人で、しかも３人全員が寝たきりになることなく、ピンピンコロリの大往生でした。

口腔ケアの拡散後は、上市町の高齢者は病院に行くことも少なくなったそうです。

舌そうじをはじめとした正しい口腔ケア情報が広まれば、上市町で起きたような小さな**奇跡を日本中で起こせる**はずではないでしょうか。

虫歯は減っても歯周病が減らない日本人

現代の日本人は、世界の中でとてもよく歯をみがく国民といわれていますが、舌そうじをしている人はほとんどいません。

その証拠となるデータといえると思いますが、歯周病菌が引き起こす歯肉炎や歯周炎などの歯周病の罹患率は、40年間ほぼ**85%**をキープしたまま横ばいの数値となっています。

このデータを、
『日本人の85%の人が歯周病にかかっている』
と解釈するのは、はっきりいって
「甘い！」
と言わざるを得ません。

実は、残りの15%の人々というのは、生まれたばかりの赤ん坊と歯のない老人ばかりなのです。

つまり、**日本人のほぼ全員が歯周病に罹患していると考えるのが正しい**ということになります。

歯茎がすり減るほど歯をみがきまくっている日本人ですが、その結果、虫歯を減らすことはできても、歯周病はまったく減少していないのです。

くり返しになりますが、歯周病菌は歯の周りにいるのではなく、舌の中央の奥……それも舌の襞の中に巣食っています。

頻繁に歯をみがいたり、キシリトールのガムを噛んでも、歯周病菌を除菌することはできず、歯周病を予防することはできません。

歯周病はもちろんのこと、ときには生命の危機をまねきかねない危険な病気の原因となる**歯周病菌を除菌するためには、舌そうじをする習慣を身につけるしかない**のです。

セイダ式口腔ケア理論を裏付けてくれた一冊の本

明治末期の代までは、多くの人の生活の中に溶け込んでいた舌そうじの習慣は、戦後以降、徐々に忘れられることになってしまいました。

現代日本人は、歯は一生懸命みがいていても、舌のほうはほったらかしです。

『虫歯は減っているのに、歯周病が40年間も減らないのは、舌そうじをしなくなったからに違いない！』

そう確信して、私は口腔ケアを指導するお仕事を続けてきました。

特別養護老人ホームを訪問しはじめた当初から、「要介護3～5」（必要とする介護の度合いによって、「要支援（1～2）」、「要介護1～5」の7段階に分類されている）のお年寄りを指導するなかで、舌そうじをすると歯周病を防ぐことができるという事例は多く確認されました。

私の指導によって、歯がグラついているお年寄りに介護士さんの手で**舌そうじをしてあげると、徐々に歯のグラグラが収まってきて、やがて歯はしっかり固定されて動かなくなる**のです。しかし、

『なぜ舌そうじをすると歯周病が治るのか？』

という理論は、長い間わからずじまいでした。

そんなある日、本屋さんで天啓を受けることになる一冊と出会ったのです。

その本には、普段歯周病菌は胃の中に棲んでいるが、舌に棲みついているカンジタ菌というカビの一種を食べるために睡眠中に這い上がってくると解説されていました。

また、朝に舌をキレイに掃除すれば歯周病菌は除菌され、歯周病は治ると紹介されていたのです。

著者は、神奈川県の歯科医師・河北正先生という方でした。

河北先生は、この理論をすでに40年も前に解明されていて、当時の学会で発表しようと論文を書かれていたそうですが、歯みがき指導を推進している学会の多くの研究者に反対されてしまったとか。

「いまさら舌そうじなんていうんじゃない！」

そんな大反対にあってしまい、お蔵入りとなってしまった真実は、近年になって、ようやく著書として日の目を見ることとなったそうです。

私は、河北先生の本と出会って天啓を受けました。

長きにわたって舌そうじを指導してきて、その効果については揺るがぬ自信を持っていた私でしたが、「なぜ？」に答える説明としての言葉、また裏付ける理論を持ち合わせていませんでした。

そんな私に言葉と理論を与えてくれたのが、河北正先生だったのです。

「舌そうじをすれば、健康寿命を延ばすことができる！」

河北正先生のおかげで、いまは自信をもってそういえます。

第4章

間違いだらけの入れ歯ケア

セイダ式入れ歯そうじを考案した理由

もう50年近く前のことになりますが、私は石川県金沢市で入れ歯づくりの上手な先生のところに勤務していました。

当時は、入れ歯に頼っている人がたくさんいて、朝5時になると入れ歯づくりを待つおじいさん、おばあさんが手弁当を持って順番待ちをしていたものでした。

現在、入れ歯をつくれる先生は希少な存在となりました。

まだ、金沢には私と同年代ぐらいの先生であれば、入れ歯づくりの上手な方がいらっしゃいますが、それより若い人では数が少なくて、正直なところ技術も高いとはいえません。

若い先生は、みなさん立派な大学を卒業されていますが、そもそも大学病院で入れ歯をつくってもらう患者さんはほとんどいないので、先生方は入れ歯に関わるような経験がないのです。

若い頃に、私は入れ歯づくりの名人とされる先生のところで働いていましたので、入れ歯づくりが上手か否かの違いはわかるつもりなのですが、とにかく入れ歯づくりには場数を踏むことがとても大切です。

入れ歯づくりは、本番さながらの訓練を多く積み重ねた人でなければ、高い技術を身につけることはできないのです。

入れ歯づくりも大変ですが、**介護施設における入れ歯ケアもまた、相当に大変な作業です。**

仮に特別養護老人ホームに入所されているお年寄りが80人だとすると、確率的には、その半数を大幅に超える50人は入れ歯使用者というのが現実です。

入れ歯は上下あるので、50人の人が使っていれば、その施設には１００個の入れ歯があることになります。

施設のスタッフが、この１００個の入れ歯を毎日……１日３回洗うとなると、汗だくになって洗ってもこなすのが難しい大変な作業なのです。

『施設のスタッフの負担を減らすことはできないものだろうか……』

特別養護老人ホームを訪問するうちに、そう私は考えるようになりました。

これが**セイダ式入れ歯そうじ**の方法を考案した原点です。

セイダ式入れ歯そうじは、毎日おこなう必要はなく、**週に2回おこなえば済む**ので、忙しい介護スタッフの負担軽減にも大いに役立てることとなりました。

もちろん、ご家庭でも簡単にできますので、ぜひ実践していただきたいと思います。

それでは、セイダ式入れ歯そうじについて解説していきましょう。

入れ歯の汚れは裏面にたまる

セイダ式入れ歯そうじをご紹介する前に、確認しておきたいのは入れ歯の汚れ方についてです。

入れ歯のどこが一番汚れるのかといえば、それは裏面です。

入れ歯は、上は硬口蓋、下は口腔底と呼ばれる歯肉部分に接している面が裏面で、どこにも接していない面が表面となりますが、たいていの場合、表面の汚れは軽いもので大したことはありません。

なぜ入れ歯の裏面が汚くなるのかといえば、裏面は歯肉にペタリと貼りついていて空気に触れないため、酸素を嫌う嫌気性菌《けんきせいきん》の歯周病菌も繁殖しやすいのです。

口腔内における歯周病菌の寿命は約2週間といわれていますが、天寿をまっとうして死に絶えた歯周病菌の死骸は入れ歯の裏側に蓄積していきます。

つまり、この歯周病菌の死骸が蓄積しないようにケアできれば、入れ歯そうじを毎日おこなう必要はなくなります。

セイダ式入れ歯そうじは、3日間に1回、週に2回程度やれば十分なのです。

セイダ式入れ歯そうじのやり方

準備するものは、**練り歯みがき剤**と入れ歯洗浄用の**義歯ブラシ**です。

水だけでゴシゴシ洗う人がいますが、入れ歯が傷ついてしまいますので、必ず練り歯みがき剤をご用意ください。

ただし、ブツブツした研磨剤が混ざっているものは、やはり入れ歯を傷つけてしまうので、粒子が細かく、研磨剤が少ない練り歯みがき剤がよいでしょう。

また、特にオススメなのは**「オレンジオイル」**が入っているものです。

換気扇などの油汚れを落とす洗剤にオレンジオイルが入っているものがありますが、そこから着想を得ました。

入れ歯のしつこい汚れを落とすためにもオレンジオイルは有効です。

インターネットで検索すると、日本製のものが一種類だけ販売されています。

オレンジオイル入り練り歯みがき粉

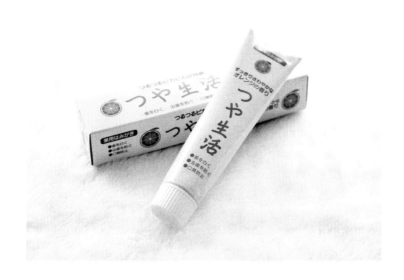

食用オレンジオイルを含有している練り歯みがき粉「つや生活」。
しつこい汚れを除去して、歯の表面や入れ歯につやが出ます

また、歯ブラシで入れ歯を掃除する人も少なくないようですが、やはり入れ歯洗浄用の義歯ブラシは必要です。

歯ブラシでは、入れ歯のネバネバしたしつこい汚れは除去できないからです。

両サイドに異なる2種類のブラシがついたものが、100円ショップ等で購入可能ですのでご利用ください。

［セイダ式入れ歯そうじのやり方］

①入れ歯を口から外す
②歯肉部分に接している裏面に付着したネバネバしたものや食べかすを拭きとる
③入れ歯洗浄用の義歯ブラシには水をつけず、乾いた状態で使用する
④義歯ブラシに練り歯みがき剤をすり込む
⑤ネバネバした汚れがついた裏面にブラシを押し当てて、縦に一方向にゆっくりこする（決してゴシゴシと両方向にこすらないこと）

入れ歯洗浄用の義歯ブラシ

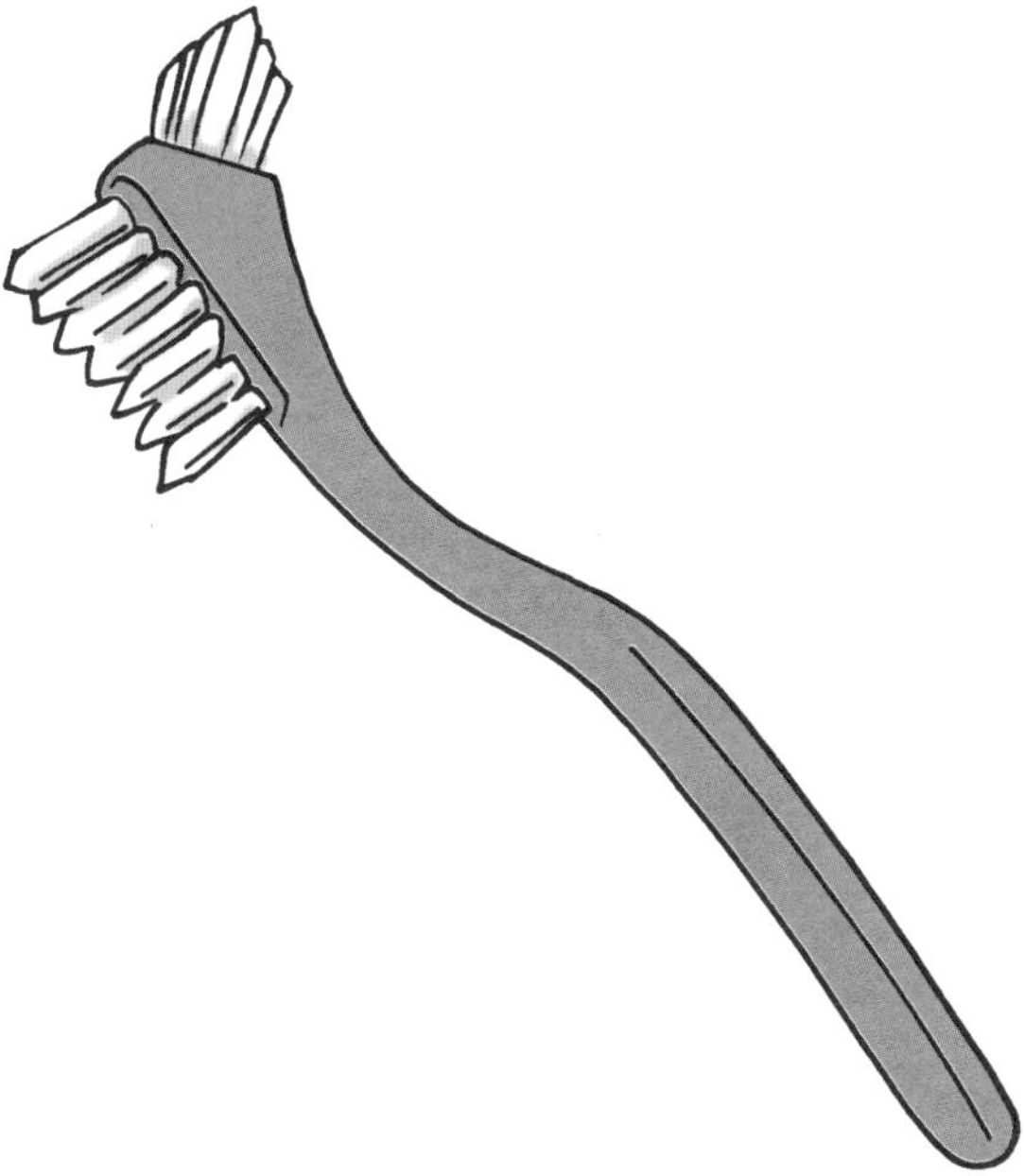

歯ブラシでは、入れ歯にこびりついた汚れは除去しにくいため、
専用の入れ歯洗浄用の義歯ブラシを使います。
100円ショップなどで購入できます

⑥裏面を全面こすったら、表面も同様にこする
⑦裏面、表面ともに全面をまんべんなくこすったら、1〜2分乾燥させる
⑧乾燥させたら、水洗いして付着した練り歯みがき剤を落とす
⑨水洗いしたら、これでＯＫ！

大切なポイントは、義歯ブラシを水で濡らさずに**乾いたまま練り歯みがき剤をつけてこする**ことと、**ブラッシングを一方向にする**ことです。

水をつけるとよく泡立ちますが、薬用成分が薄くなってしまい、入れ歯のしつこい汚れが落ちません。

入れ歯の汚れは泡で落とすのではなく、練り歯みがきの原液の薬用効果で落とすのです。

また、ブラッシングを一方向におこなうことには大きな意味があります。

入れ歯掃除のポイント

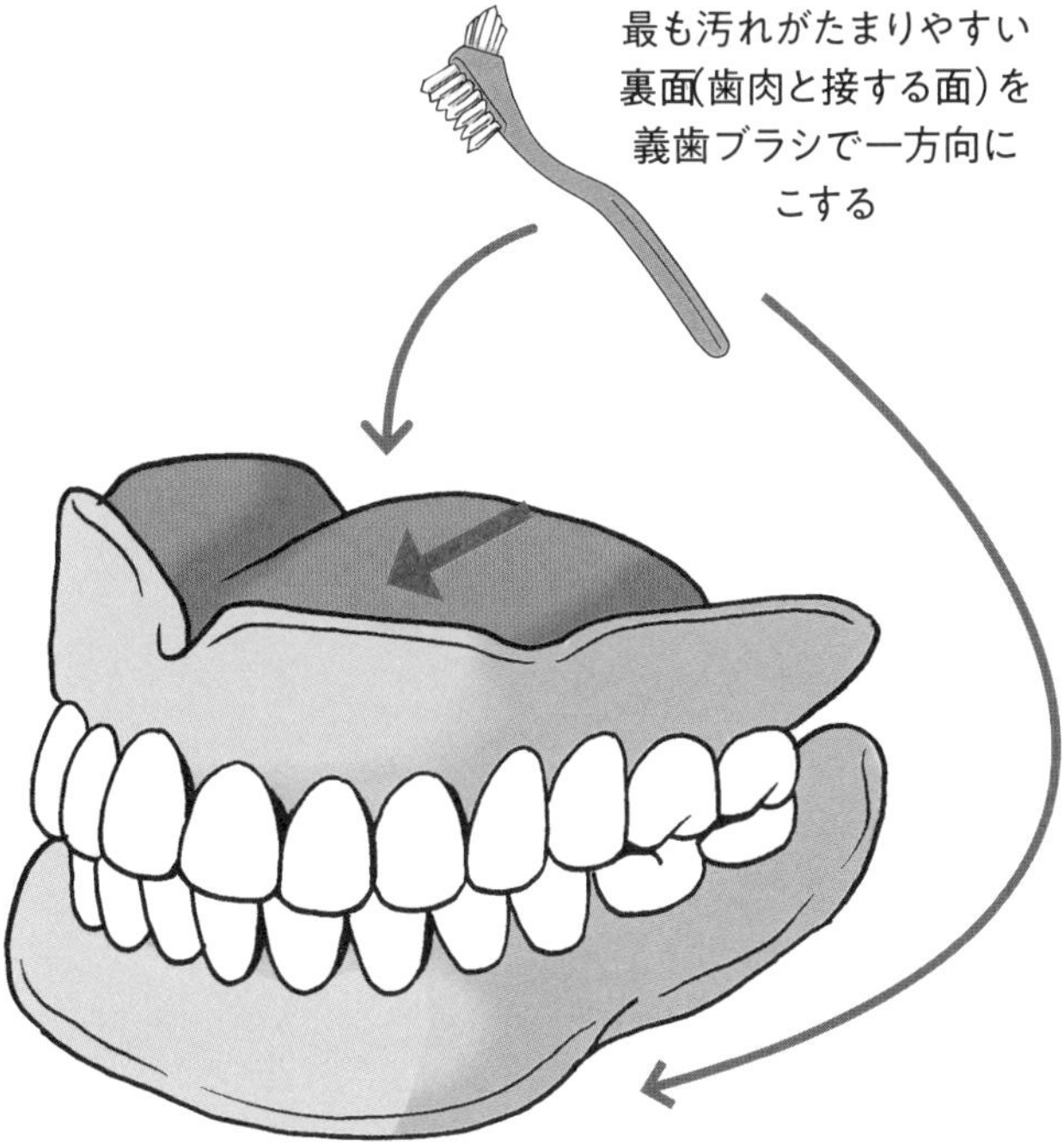
最も汚れがたまりやすい
裏面（歯肉と接する面）を
義歯ブラシで一方向に
こする

水をつけずに乾いた状態で掃除すること、
ブラッシングを一方向におこなうこと、
また、こすったあとに乾かしてから水洗いすることが
ポイントとなります

一方向ではなく、ブラシで両方向にゴシゴシこすると、入れ歯のネバネバした汚れは広くこびりつくだけで除去できないのです。

たとえば、購入したばかりの食器に貼られているシールをはがすとき、キレイにはがせずにシールの接着剤が残ってしまうことがありますよね？

このときにタワシでゴシゴシこすると、余計に接着剤がこびりついてしまい、食器の表面も傷つきますが、それと同じことなのです。

ブラッシングは、必ず一方向にしてください。

入れ歯の裏面にはいい匂いも悪い臭いもしみやすい

入れ歯で最も汚れがたまりやすい裏面には、いい匂いも悪い臭いもしみ込みやすいという特徴があります。

もし、嫌な臭いがするようであれば、セイダ式入れ歯そうじでキレイにして、悪い臭いを軽減させてから、新たにいい匂いをしみこませるとよいでしょう。

もう15年ほど前のお話になりますが、訪問した特別養護老人ホームの入所者で、かれこれ**20年間も入れ歯を外したことがない**という強者のおじいさんがいらっしゃいました。

その施設には6人の介護士さんがスタッフとして勤務されていましたが、みなさん口をそろえて、

「あのおじいちゃんの部屋が臭過ぎるんです！」

とおっしゃいます。

果たして、私がそのおじいさんの部屋を訪れてみると、臭いのなんのって、部屋どころか、廊下まで悪臭が漂っている始末です。

仕事とはいえ、これではお世話をする介護士さんもたまりません。

「精田先生、なんとかしておじいちゃんの入れ歯を外してください！」

私はそう懇願されたのでした。

意を決した私は、悪臭の壁を飛び越えておじいさんに寄り添い、こうお願いしました。

「私は施設からお金をいただいて、お仕事でまいりました。どうか、その入れ歯を外させていただき、クリーニングをさせてください！」

同意してくれたおじいさんの口を拝見し、爪でツンと突っついたら、あっけなく入れ歯は外れました。

しかし、何しろその汚れといったら20年もののヴィンテージですから、その裏面には、なんと汚れ（歯石）が1センチの層となって付着していたのです。

つまり、上下で2センチもの汚れが層となって積もりに積もっていたので、そのおじいさんは口を閉じることすらできませんでした。

口を閉じることができず、「臭いものにふたができない」状態ですから、そこから漏れる悪臭が部屋だけでなく、廊下まで漂っていたのも当たり前です。

20年間付けっぱなしで歯石がたまった入れ歯を手に、まず私は食用の酢を綿棒にしみこませて、それを積もりに積もった汚れに塗り付けていきました。

バラの香りがする練り歯みがき粉

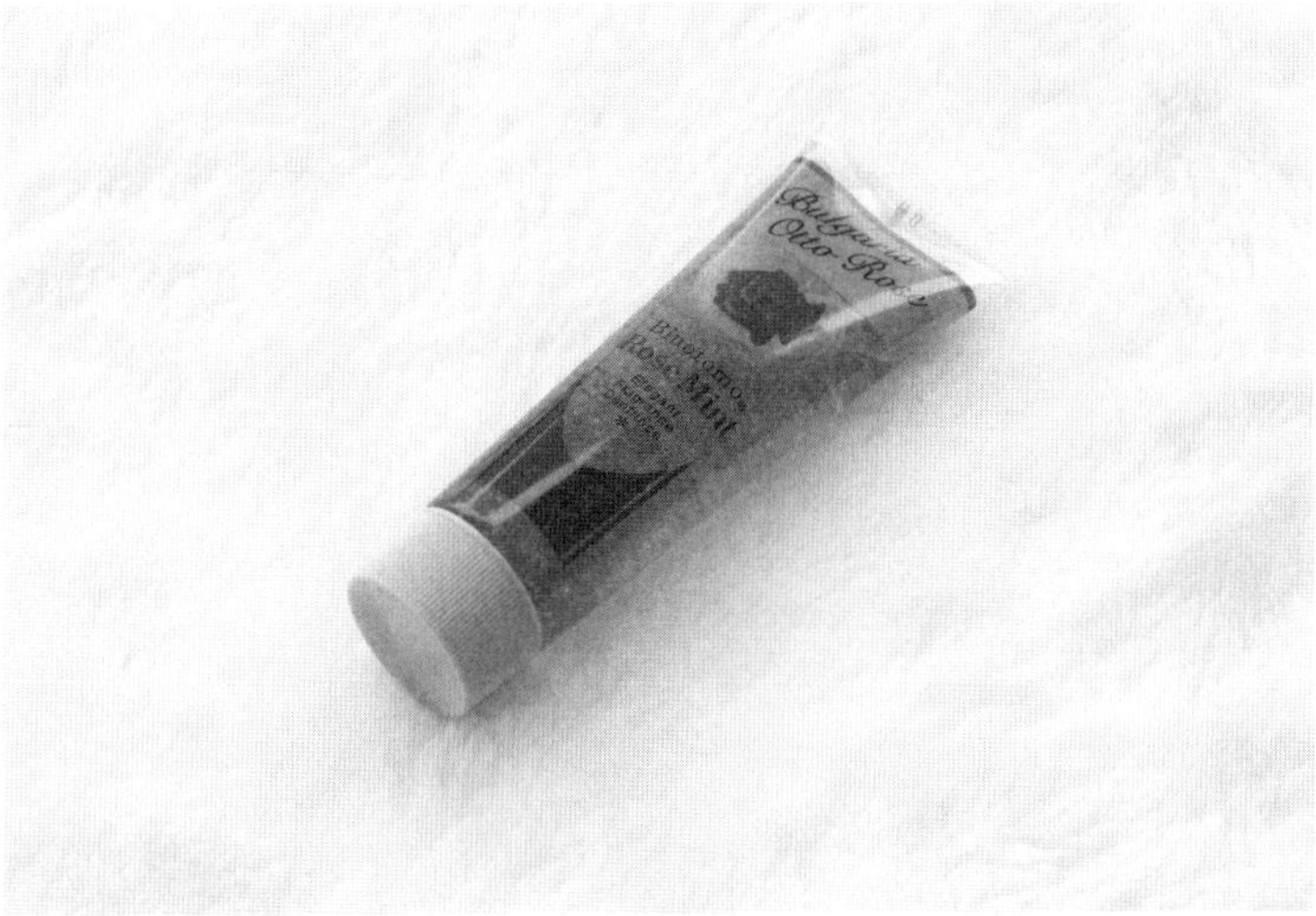

市販されている「美の友 ローズミント ハミガキ」。
掃除をしても悪い臭いを完全に除去できない場合は、
よい匂いをしみ込ませるとよいです

しばらくすると汚れの表面から泡が出てやわらかくなってきたので、スプーンでコツコツ叩きながら丹念にはがしていきます。

比較的に簡単に汚れの層はポロリと外れ、作業を始めてから20分程度で、入れ歯を見た目にはキレイにすることができました。

「さすが精田先生、プロですね！」

そんなふうに褒めていただいたのですが、問題は臭いです。

汚れ自体は完全に洗浄できたのですが、しみついた臭いは残ったままでした。

くり返しになりますが、入れ歯で最も汚れがたまりやすい裏面は、とにかく臭いがしみ込みやすいのです。

この特徴を逆手にとって、私は逆にいい匂いをしみ込ませることにしました。

持参したカバンの中を漁ってみると、1本1000円以上もする高級品で、バラの香りがする練り歯みがき剤が見つかりました。

私はこれをブラシにとり、入れ歯の裏面を中心に塗り付けていき、それを1～2分乾燥させてから水洗いをしました。

するとイヤな臭いもすっかり除去されて、その代わりにおじいさんの入れ歯からはゴージャスなバラの香りが立ち上るようになりました。

入れ歯をご利用のみなさんにも、このポイントを覚えておいてほしいのです。

入れ歯の裏面には、いい匂いも悪い臭いもしみ込みやすいという特徴があるので、**臭いのトラブルのときには、悪い臭いを除去するとともによい匂いをしみ込ませるようにしましょう。**

味覚を失わせることもある入れ歯洗浄剤は要注意！

以前、私が指導していた特別養護老人ホームでは、週2回入れ歯そうじをして、就寝時には施設サイドで入れ歯を預かり、使用者の名前を書いたケースの中で入れ歯洗浄剤に浸して保管をしていました。

朝起床したら、その入れ歯を水洗いしてから装着して朝食となります。

ある日、入れ歯を使用していたおばあさんがこのように訴えました。


「この施設の料理は、ぜんぜん味がしない……」


不思議に思った私が試食してみると、そんなことはなく、並べられた料理はすべて美味しく味付けされていました。

「おばあちゃん、どうして味がわからないのかな?」

そう尋ねると、おばあさんは答えました。

「味がしないどころか、食べているものがごはんなのか、おかずなのか、味噌汁なのか、くだものなのかもさっぱりわからん!」

「ええっ! それは大変だ!」

そう思った私は、すぐにおばあさんを内科のお医者さんに診てもらいました。

診察したお医者さんは、

「おそらくミネラルの亜鉛が不足しているのだと思います」

そう診断を下して、亜鉛不足を改善する薬が処方されました。


しばらくして再び施設を訪問した私は、そのおばあさんにお尋ねしたのです。

「味覚のほうは戻りましたか？」

「いや、あいかわらずぜんぜん味がしないのよ……」

毎日、きちんと薬を飲み続けているのに味覚障害は改善しなかったのです。

『一体どうしたことだろう……』

困った私は、おばあさんの口の中を見せてもらうことにしました。


入れ歯を外して、おばあさんの口腔を観察すると、**入れ歯の裏面が接している硬口蓋《こうこうがい》の歯肉の表面が真っ赤になっていました。**

下の入れ歯も同様で、裏面に触れていた部分が入れ歯の形に真っ赤になって炎症を起こしていたのです。

舌の味蕾はしっかりしていて、正常な突起も確認できました。

舌には異常がなく、問題は歯肉の炎症に違いないと私は考えました。

『入れ歯に何か問題があるに違いない』

そう確信した私は、施設で使用している入れ歯洗浄剤の成分を確認してみたのですが、そこには**消毒液**と**漂白剤**が含まれていたのです。

『これだ！』

その入れ歯洗浄剤は、どこの薬局でも販売されている有名な市販商品でした。


そこで私は施設のスタッフに、こう進言してみたのです。

「入れ歯洗浄剤の使用をやめてみませんか？」

「えっ！　入れ歯を消毒しないなんて……できません」

答えは、ＮＯでした。

それから私はしばらく悩み続けることとなりました。

錫のパワーで入れ歯は洗浄できる！

入れ歯洗浄剤問題で悩み続けていた私でしたが、ある日のＮＨＫニュースで素晴らしい情報に出会うこととなりました。

そのニュースは、地元の富山県高岡市にある「株式会社ＴＭＣ」という企業と大学がコラボレーションして、金属の錫《スズ》製の入れ歯洗浄グッズを開発したというものでした。

錫という金属は酸化しにくく抗菌性が高いため、常に中の水を衛生的に保つことができるという理屈のようです。

『まるで魔法みたいだなあ……。金属だけど、健康に問題はないのだろうか？』

そう思った私は、とにかく試してみようと早速購入し、コップに水をはり、入れ歯とこの製品を入れて、そのまま1カ月間放置してみることにしたのです。

1カ月後……。

果たして水はキレイに澄んだままで、ヌルヌル、ネバネバするものは発生していませんでした。

単なるコップの水であれば雑菌が大繁殖してしまうはずですが、錫製の入れ歯洗浄グッズを入れた状態では、水も入れ歯も清潔そのものでした。

念には念を入れて、その後も2カ月……3カ月と放置してみましたが、水は澄み続けたままだったのです。

『すごい……この錫の除菌効果は間違いない!』

私は、はたと膝を打ちました。

錫製・入れ歯洗浄抗菌コマ「きらり」

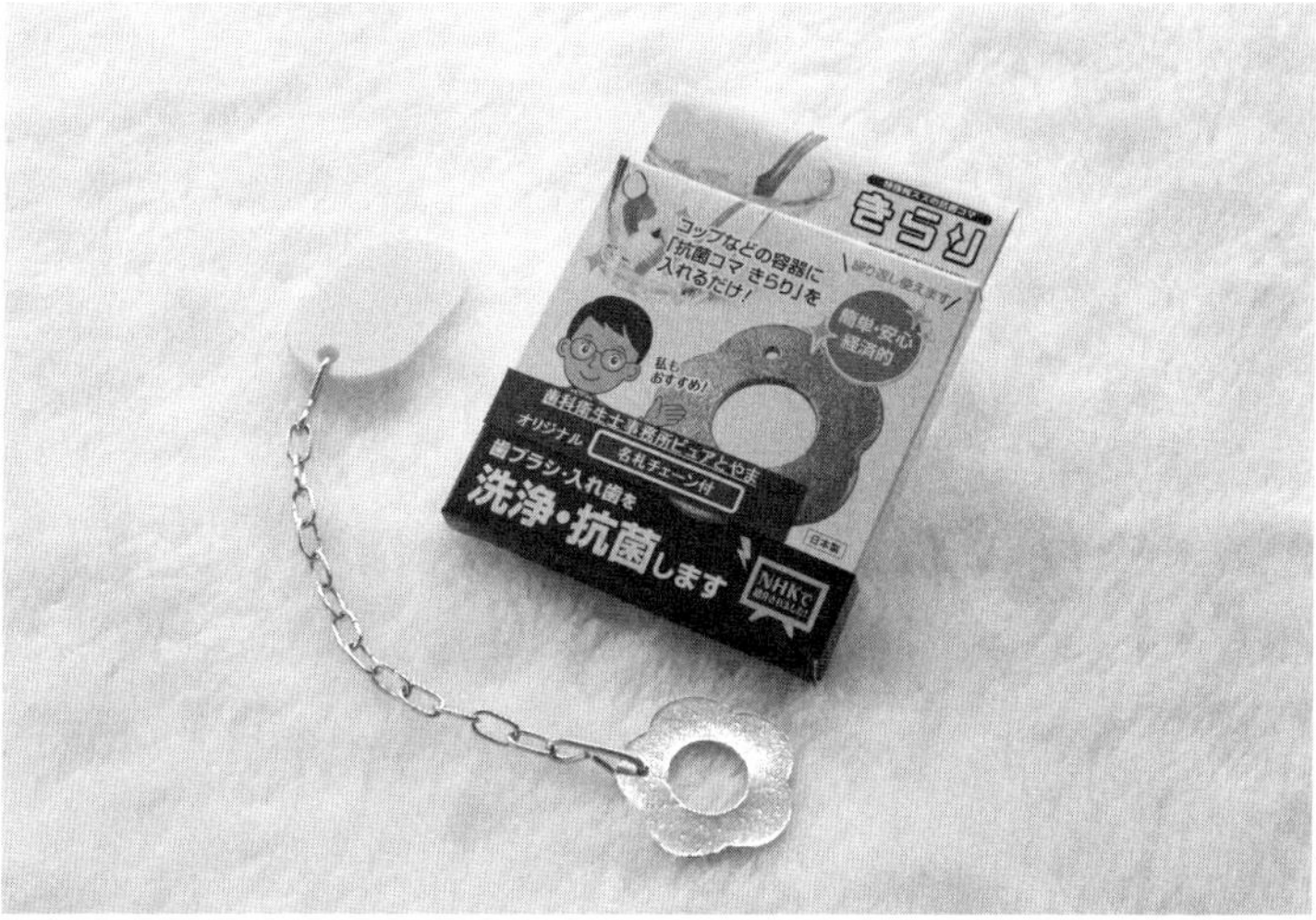

株式会社 TMC 製の錫製・入れ歯洗浄抗菌コマ「きらり」。
コップに水とともに入れて、
入れ歯を浸しておくだけで抗菌できます

前出のNHKニュースでは、**錫の抗菌性によって2時間で大腸菌や黄色ブドウ球菌は死滅する**と説明していましたが、どうやら確かな情報のようです。

施設のおばあさんには市販の入れ歯洗浄剤をやめてもらい、代わりにこの入れ歯洗浄グッズを使ってもらうことにしました。

その2週間後……。

特別養護老人ホームを訪ねると、おばあさんの味覚は見事に蘇って、食事で味がしっかりわかるようになっていました。

入れ歯洗浄剤によって歯肉は炎症を起こしていたものの、舌の味蕾細胞は傷ついていなかったため、たった2週間で味覚障害が改善したのだと思います。

この錫製の入れ歯洗浄グッズは大変重宝で、入れ歯だけでなくタンクリーナーや歯ブラシも一緒に入れて消毒できます。

このことも長年の間、介護の現場で試行錯誤をくり返しながら、多くのお年寄りのみなさんにさまざまな勉強をさせていただいたことで得られた、貴重な経験となりました。

第5章

セイダ式
歯みがきで
バイオフィルム
を除去しよう!

歯みがきは「自分の歯を残す」ための習慣

入れ歯と区別して、「被せをした歯（一部被覆冠や全部被覆冠など）」、「差し歯（継続歯冠）」、さらに健康な歯も含めて、私の業界では「自歯《じし》」といいます。

入れ歯ではなく、自歯を多く残している人は寝たきりになりにくいということは紛れもない事実ですので、やはり自分の歯を残す努力は大切です。

自歯を残すために必要な習慣こそが「歯みがき」です。

しかし、1日3食の食後に毎回歯をみがくのは、面倒なことでもあります。

自分の力で歯をみがける人はまだましとしても、寝たきりになってしまった人や特別養護老人ホームのお年寄りなど、家族や介護士の手でみがいてもらわなければならない場合は、1日3回の歯みがきは大変な作業となります。

特別養護老人ホームを訪問する中で、スタッフの過酷な状況を目にして、『1日1回だけで歯をキレイに保てる歯みがき方法を考案できないかな？』

私は、そう考えるようになりました。

歯みがきのポイントはバイオフィルムの除去

入れ歯で最も汚れるのは裏面ですが、自分の歯の場合はどこが一番汚れるのかといえば、「歯茎の周り」と「歯と歯の間」ということになるでしょう。

この部分に付着しやすいヌルヌルした汚れを**「バイオフィルム」**といいます。

バイオフィルムとは、細菌が寄り集まってへばりついたもので、「プラーク」と呼ばれるものもバイオフィルムの一種です。

歯周病菌などの菌の死骸がたまったものもバイオフィルムになります。

このバイオフィルムは、口腔のどこにでも付着しているわけではなく、歯に限ってはそのほとんどが歯茎の周囲と歯間に付着、蓄積しています。

歯茎の周囲と歯間に付着した**バイオフィルムを除去できる歯みがきができれば、歯みがきは1日1回だけでも白く輝く健康な歯を維持できる**のです。

その歯みがき方法こそが**セイダ式歯みがき**のメソッドです。

基本的には、小学校で指導されている歯のみがき方とほぼ同じですし、特別な道具も必要でなく、とても簡単です。

ぜひ実践して、自分の目でビフォーアフターを比較してみてください。

セイダ式歯みがきのやり方【1】歯の表

準備するのは、**歯ブラシ**と**練り歯みがき剤**、**小皿**だけです。

歯ブラシは、昔ながらのストレートハンドルで、ヘッドは少し小さめ、ブラシは毛先が丸いラウンドカット毛で、毛の硬さはノーマルのものが最適です。

歯ブラシの進化は著しく、ハンドルやヘッド、ブラシの種類もさまざまな形状のものが市販されていますが、使いづらかったり、歯茎を傷つけて痛めてしまうものも少なくないので、私は旧来のシンプルなものがよいと思います。

ヘッドが大きな歯ブラシも使いづらく、歯茎を傷つけやすいので、大人用で小ぶりのものがよいでしょう。

練り歯みがき剤は、セイダ式入れ歯そうじのところでご紹介したオレンジオイル入りのものをオススメします。

オススメの歯ブラシのタイプ

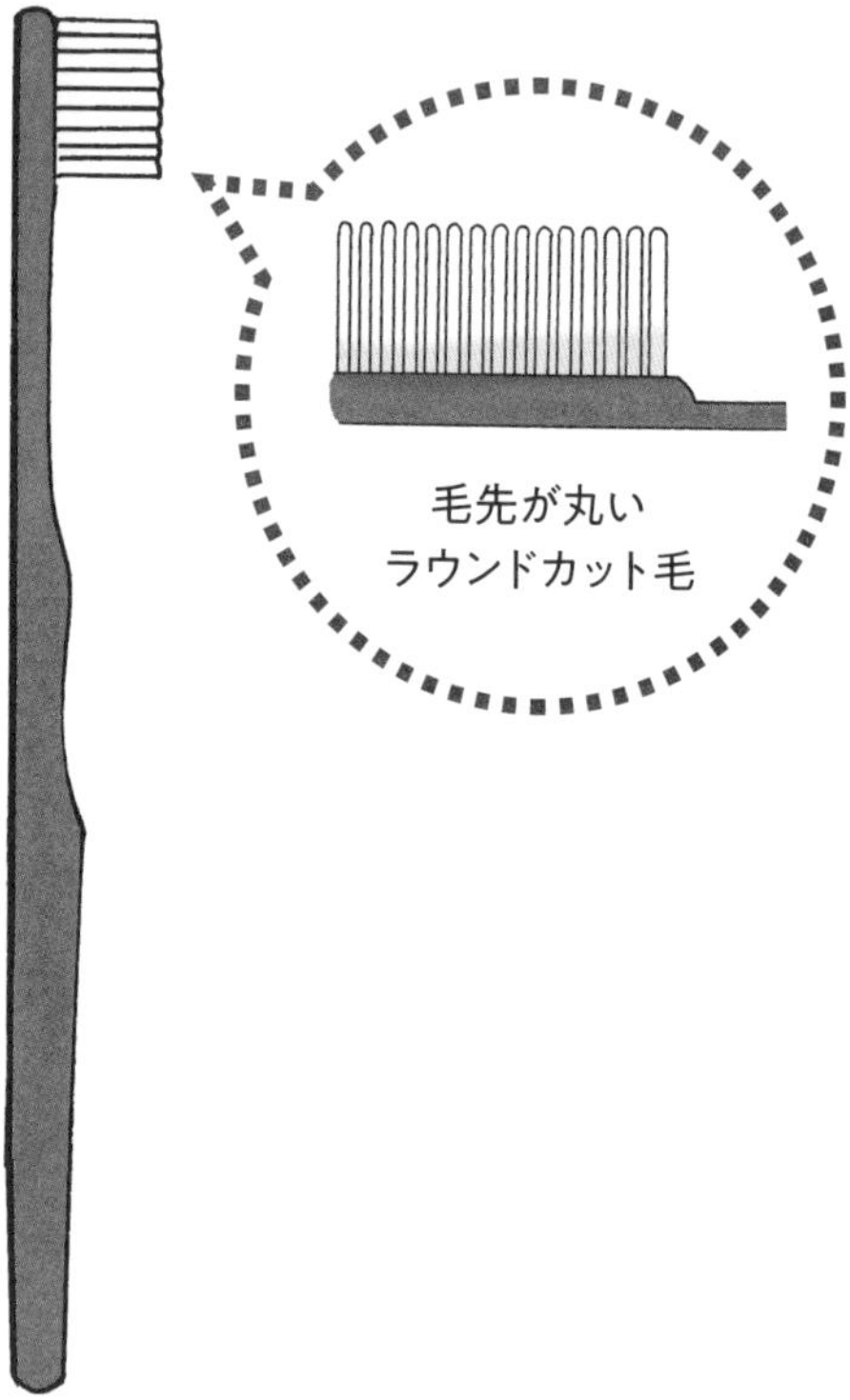

ストレートハンドルで、ヘッドは少し小さめ、
ブラシは毛先が丸いラウンドカット毛で、
毛の硬さはノーマルのものがよいです

セイダ式歯みがきのやり方［1］歯の表

①鏡で現状の歯の色つやを確認する
②1回分の練り歯みがき剤を小皿にとる
③歯ブラシは水につけず、乾いたまま②の練り歯みがき剤を少量つけて、犬歯から歯茎の周りをU字を描くように、一方向にこする（力加減は、少し強めの筆圧程度。複写式の宅配便伝票を記入するときの筆圧をイメージするとよい）
④1本の歯に対して、U字に3回程度こする
⑤ときおり②の練り歯みがき剤をつけ足しながら、歯茎や舌を傷つけないように1本1本の歯をこする
⑥すべての歯をこすったら、次の「セイダ式歯みがきのやり方［2］歯間」をおこなう

※水をつけないので、泡は立たない。泡立てるとヌルヌル、ネバネバするバイオフィルムは除去できないので、泡立たないほうがよい

歯の表面はU字に一方向にこする

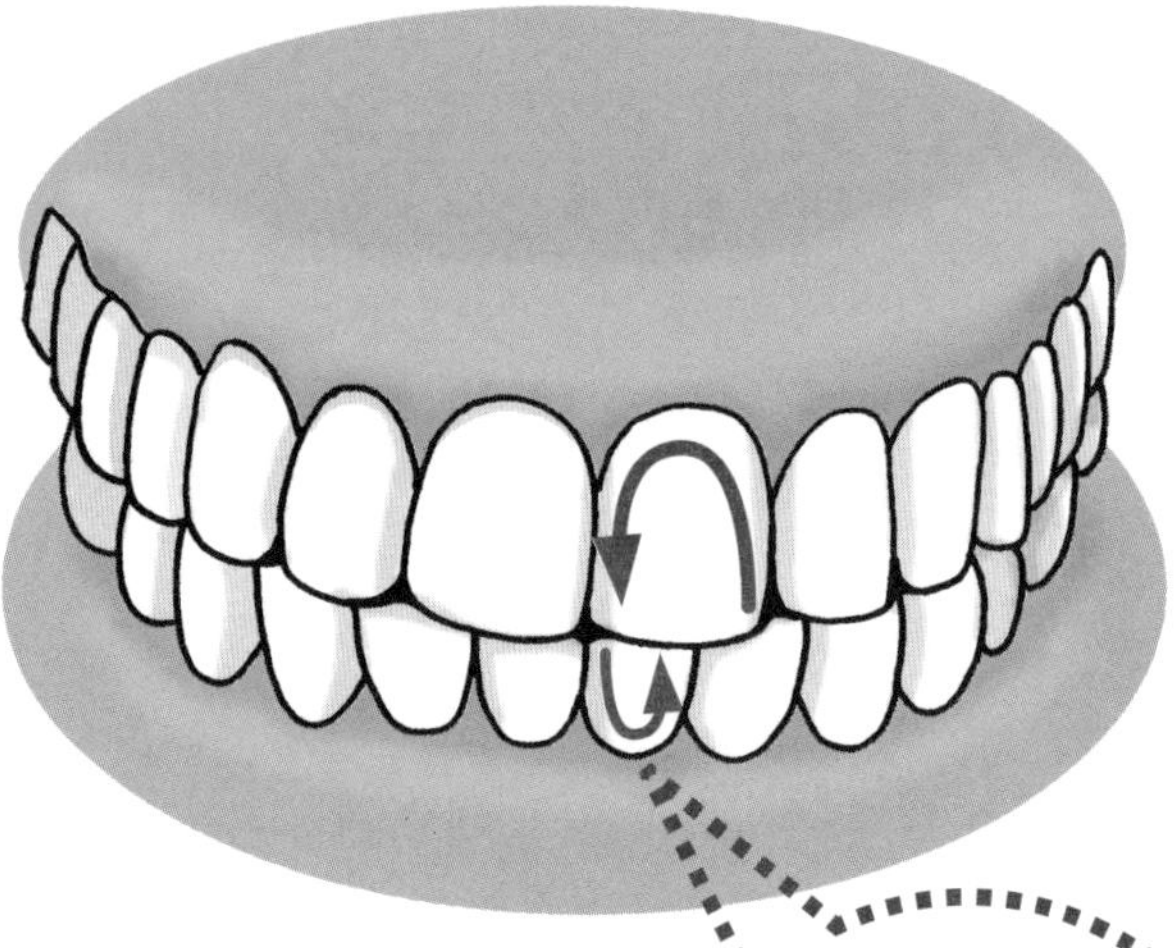

歯ブラシは、
少し強めの筆圧程度に
加圧します。
1本の歯ごとに
3回こすります

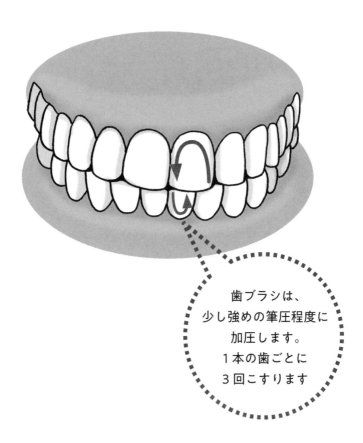

セイダ式歯みがきのやり方［2］歯間

バイオフィルムは歯と歯の間にも付着していますので、歯間もしっかりキレイにしましょう。

歯間ブラシやデンタルフロスを使うと歯間のすき間が広くなってしまうので使用せず、**普通の歯ブラシ**を使って掃除します。

セイダ式歯みがきのやり方［2］歯間

①歯ブラシは水につけずに乾いたまま、小皿の練り歯みがき剤をつけ足して、歯と歯の間を上の歯は上から下に、下の歯は下から上に一方向にこする

②ひとつの歯間に対して、3回程度こする

③ときおり①の練り歯みがき剤をつけ足しながら、歯茎や舌を傷つけないようにひとつひとつの歯間をこする

上の歯は上から下へ、下の歯は下から上へこする

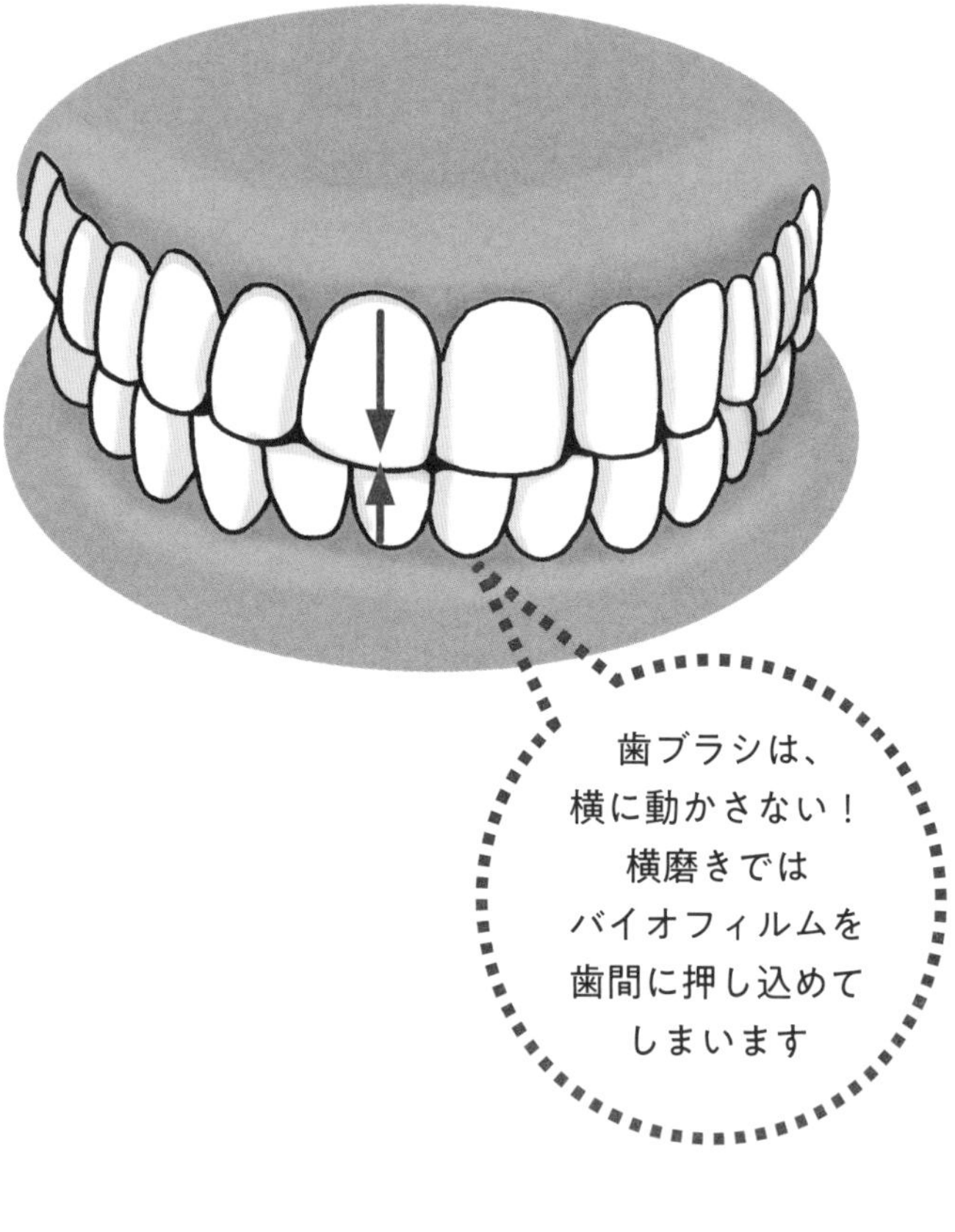
歯ブラシは、
横に動かさない！
横磨きでは
バイオフィルムを
歯間に押し込めて
しまいます

④すべての歯間をこすったら、次の「セイダ式歯みがきのやり方［3］歯の裏」をおこなう

セイダ式歯みがきのやり方［3］歯の裏

最後に、歯の裏をみがきます。

歯の裏は、歯の根がある歯茎からこすってみがきます。

歯の根っこの歯茎部分からこすると血行が促進されて、歯茎の毛細血管から歯の象牙質に栄養が運ばれるので、歯がどんどん元気になり、白い輝きを増すことができます。即効性があるので、その効果はすぐに表れます。

セイダ式歯みがきのやり方［3］歯の裏

①歯ブラシは水につけずに乾いたまま、小皿の練り歯みがき剤を少量つけ足して、歯の根がある歯茎部分から、上の歯は上から下に、下の歯は下から上にゆっくりと一方向にこする
②ひとつの歯に対して、3回程度こする
③ときおり練り歯みがき剤をつけ足しながら、ひとつひとつの歯をこする
④すべての歯をこすったら、水でよくうがいをする
⑤鏡で歯の色つやを確認して、歯みがき前と比較する

歯の根がある歯茎部分からこする歯みがきは、とても気持がよいものです。特別養護老人ホームのお年寄りにしてあげると、あまりの気持ちよさに思わず声をあげてしまう方も少なくありません。

歯みがきが嫌いなお子さんに教えれば、歯みがきが好きになると思います。

歯の裏は、歯の根がある歯茎からこする

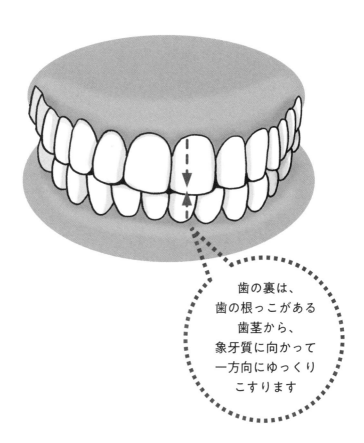

特に下の歯の裏は、歯石が残りやすい部分でもあります。

バイオフィルムが口腔に19日以上残ってしまうと硬く固まり、歯石化してしまうのです。

歯石がやわらかいうちであれば、セイダ式歯みがきでこすれば除去できます。

歯の横みがきはバイオフィルムを除去できない

歯ブラシに水をつけて、歯を横にゴシゴシとこすり、口内を泡だらけにして歯みがきをする人は少なくないと思います。

このように歯を横みがきするとバイオフィルムは、みがいている歯の左右にある歯間にどんどん押し込まれてしまいます。

つまり、横みがきではバイオフィルムは除去できないどころか、むしろ歯間に蓄積させてしまうのです。

また、歯ブラシに水をつけて歯をみがくとよく泡立ちますが、バイオフィルムのヌルヌルやネバネバは広がるだけで除去できません。

歯みがきのブラッシングは、水をつけずに必ず一方向にこすりながら、バイオフィルムをはがすようにおこないます。

新しいバイオフィルムは、３日程度でヌルヌルになって付着し始めるので、３日間に１回程度はしっかり除去して、口腔をキレイに保つようにしましょう。

セイダ式歯みがきの効果をチェックする

セイダ式歯みがき［１］歯の表［２］歯間［３］歯の裏までを通しておこなったら、自分の歯を舌でなめてみましょう。

きっといままで以上に、歯の表面がツルツルになっていると思います。
「歯の表面がツルツルしている」という状態こそが、バイオフィルムが除去された何よりの証拠なのです。

歯の表面がツルツルになると、食事をしても食べものが歯の表面を滑っていくので、新たなバイオフィルムやプラークは付着しにくくなります。

もしみがき残しがあって、奥歯などにバイオフィルムのヌルヌル、ネバネバが残っていると食べもののカスがそこにとどまり、新たなバイオフィルムやプラークとして付着してしまうので注意しましょう。

くり返しになりますが、歯みがきが3日間に1回だけでもしっかりバイオフィルムを除去して、歯の表面をツルツルに保っていれば、食べもののカスは口内に残りにくいので、毎食後に歯をみがく必要はありません。

つまり、**セイダ式歯みがきであれば歯みがきは1日1回で十分**なのです。

歯の表面のツルツルを確認したあとは、鏡で歯の色を歯みがき前と比較して確認してみましょう。

特にチェックしていただきたいのは、歯茎と歯のつやです。

歯のエナメル質は、バイオフィルムやプラークを除去してキレイにすると、宝石のように輝くものです。

私がオススメしているオレンジオイル入りの練り歯みがき剤を使えば、さらに歯は白く輝くと思います。

第6章

セイダ式
歯茎パック&
マッサージで
元気になる!

口腔には各臓器に対応したツボがある

足の裏に各臓器に対応したツボが存在していることは、読者のみなさんはすでにご存じのことだと思いますが、実は**口腔にも同じように40のツボがあります。**

セイダ式歯みがきをおこなうときに、「少し強めの筆圧」程度の圧力を加えるように指導したのは、日々の歯みがき時に40の臓器のツボに刺激を与えることで、全身への健康効果をアップできるからに他なりません。

ぜひ**歯みがき中には、歯茎に適度な圧力を加えるように意識してください。**

私が口腔にある40のツボの存在を知ったきっかけは、特別養護老人ホームに入所するお年寄りに歯みがきをしてあげている最中のことでした。

90歳の方でしたが、そのおばあさんはステージ4の乳がんを患っていらっしゃいました。

口腔にある40のツボ

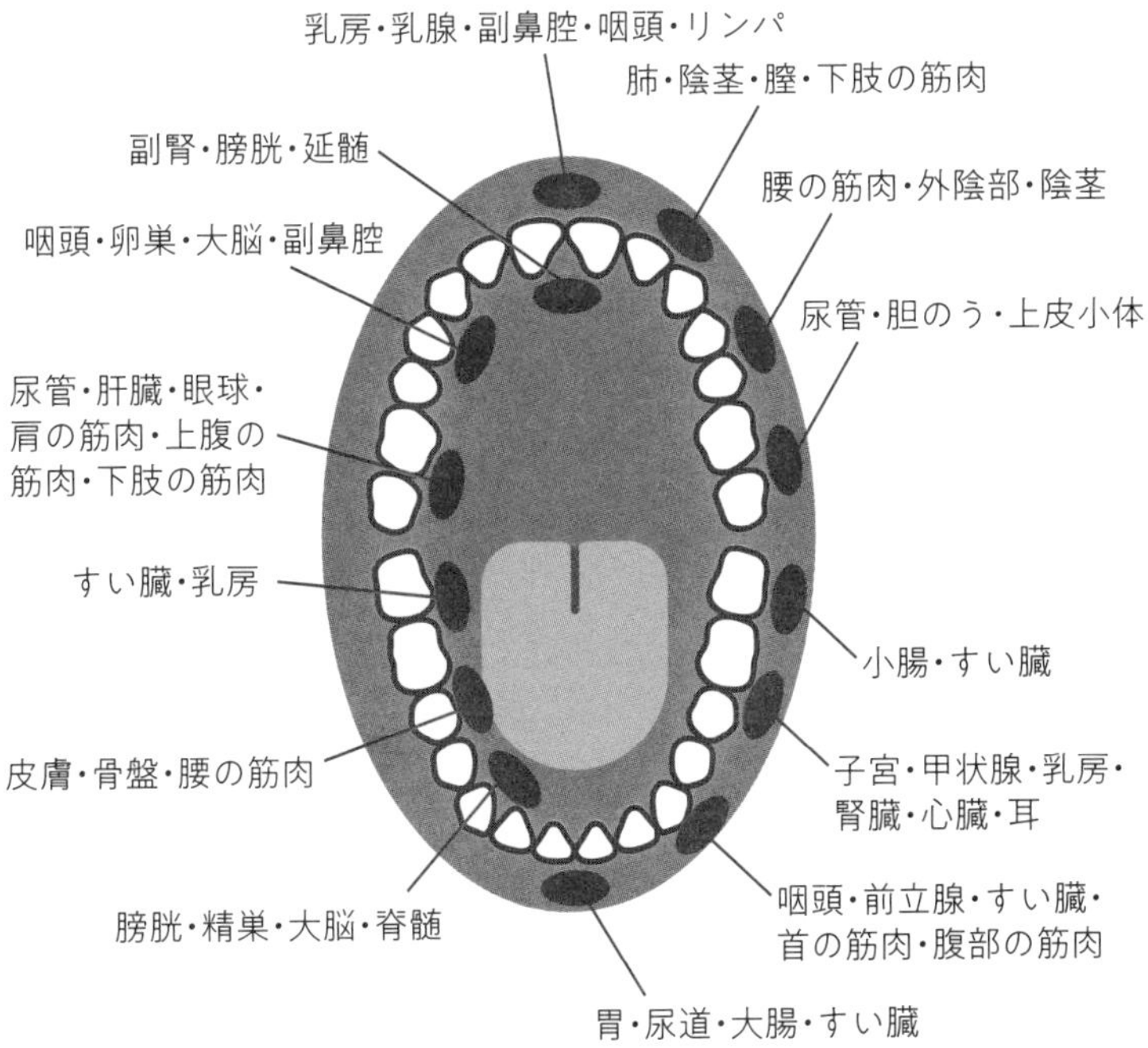

左右に同じ臓器のツボは相対して存在しています。
歯みがきで加圧したときやマッサージ中に痛みを感じた場所をチェックして、臓器の不調を早期発見するとよいです

ご高齢であるため、お医者さんからは、

「手術はせずに、このまま経過観察していきましょう」

と診断されていました。

このおばあさんの歯みがきをしてあげているときに、前歯の上のあたりを歯ブラシで加圧すると、

「いっ、痛い！」

と叫んで飛び上がるほど痛がるのです。

『どうしてこんなに痛がるんだろう……』

私は不思議でならなかったのですが、実はこの部分には乳房や乳腺に対応しているツボがあったのです。

また、肺がんを患っている別のお年寄りに歯みがきをすると、犬歯の上あたりを加圧したときに大変痛がりました。

やはり、そこにも肺に対応したツボがありました。

おふたりとも加圧する箇所が痛がるツボからほんの少しズレただけで、まったく痛みを感じなくなりました。

『足の裏同様に、口腔にも各内臓に対応したツボがあるんだなあ……』

このことで、私はそのように得心しました。

ここでいう「ツボ」とは、東洋医学でいう「経穴《けいけつ》」のことで、「経絡《けいらく》」と呼ばれる人間の気が流れる通り道の要所となるところにあります。

口腔内に40もの臓器に対応するツボがあるという事実は、私にとって大変興味深いことで、このツボを刺激しながら歯みがきをすることは、健康を保つうえで非常に重要だと思っています。

思えば、きんさんぎんさんも歯みがきではなく、舌そうじによって口腔の状態を大切にされることで長生きされました。

歯ばかりを泡立ててみがくのではなく、歯の周囲や歯間を加圧しながらみがくことで全身の臓器が刺激され、元気になれるということでしょう。

セイダ式歯茎パック＆マッサージのやり方

口腔内にある各臓器に対応した40のツボの存在を知った私は、歯みがきのときに刺激するだけではもったいないと考え、このツボから脳を活性化させるためのマッサージ法を開発しました。

使用するのは、**シルククリーム**だけです。

このシルククリームには、「セリシン」と呼ばれるたんぱく質が含まれていて、「セリン」というアミノ酸を含有しています。

このセリンには、アルツハイマー型認知症を予防改善する効果があって、この成分を口腔から脳へ送るようにマッサージをします。

マッサージ後には、すぐに血行が促進されるため、顔色がパーッと赤く火照ってきて健康効果はてきめんです。

マッサージに使用するシルククリーム

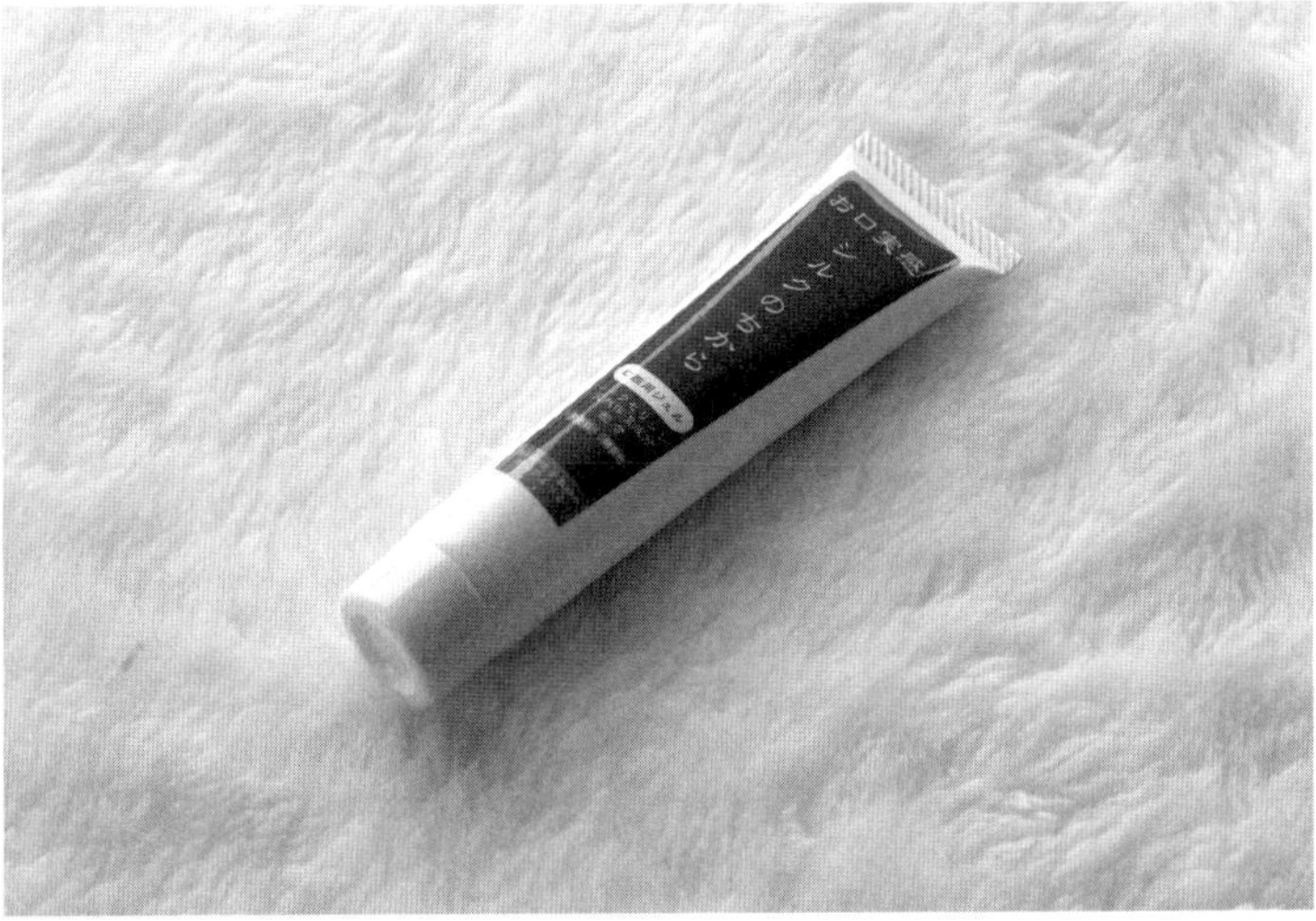

マッサージに使用するシルククリーム「お口実感シルクのちから」。
アルツハイマー型認知症を予防改善する効果が期待できる
セリンを含有しています

セイダ式歯茎パック＆マッサージのやり方

①小皿にシルククリームを適量とり、キレイに洗った人差し指の第一関節につける（清潔なポリエチレン手袋を装着してもよい）

②最初に唇に塗りこんで保湿する

③次に上の唇側の歯茎（上歯肉）を左右それぞれ奥歯から前歯まで、指で「の」の字を書くように上から下へ加圧して、1本ずつマッサージする。

④下の唇側の歯茎（下歯肉）は、左右それぞれ奥歯から前歯まで、指で「の」の字を逆に書くように下から上へ加圧して、1本ずつマッサージする。

⑤上の歯茎の裏側も左右それぞれ奥歯から前歯まで、指で「の」の字を書くように上から下へ加圧して、1本ずつマッサージする。歯肉部分を広く、ゆっくりとマッサージする

⑥下の歯茎の裏側も左右それぞれ奥歯から前歯まで、指で「の」の字を逆に書くように下から上へ加圧して、1本ずつマッサージする。さらに「舌根」と呼ばれ

る舌の付け根も加圧してマッサージする

※上の歯は「歯茎（上）」から「歯（下）」へ、下の歯は「歯茎（下）」から「歯（上）」へと指を動かしてマッサージすると、血液の流れに沿って加圧できる

もし、マッサージ中に加圧して痛みを感じるところがある場合には、前掲の図でツボの位置を確認して、そのツボに対応している臓器がどこなのか、チェックしてみましょう。

痛みを覚えるツボに対応している臓器は、病んでいる可能性があるので、早めに病院で診察を受けることをオススメします。

また、歯肉の上皮がザラザラしているときも注意が必要です。

通常はツルツルしているはずの上皮がザラザラになっているときには、ツボの痛み同様に、その部分のツボが対応している臓器が病んでいる可能性を疑ってみるべきでしょう。

ちなみに、口腔内の天井である「硬口蓋」を加圧すると、脳が刺激されて血行も促

上の歯茎は、表も裏も「の」の字にマッサージ

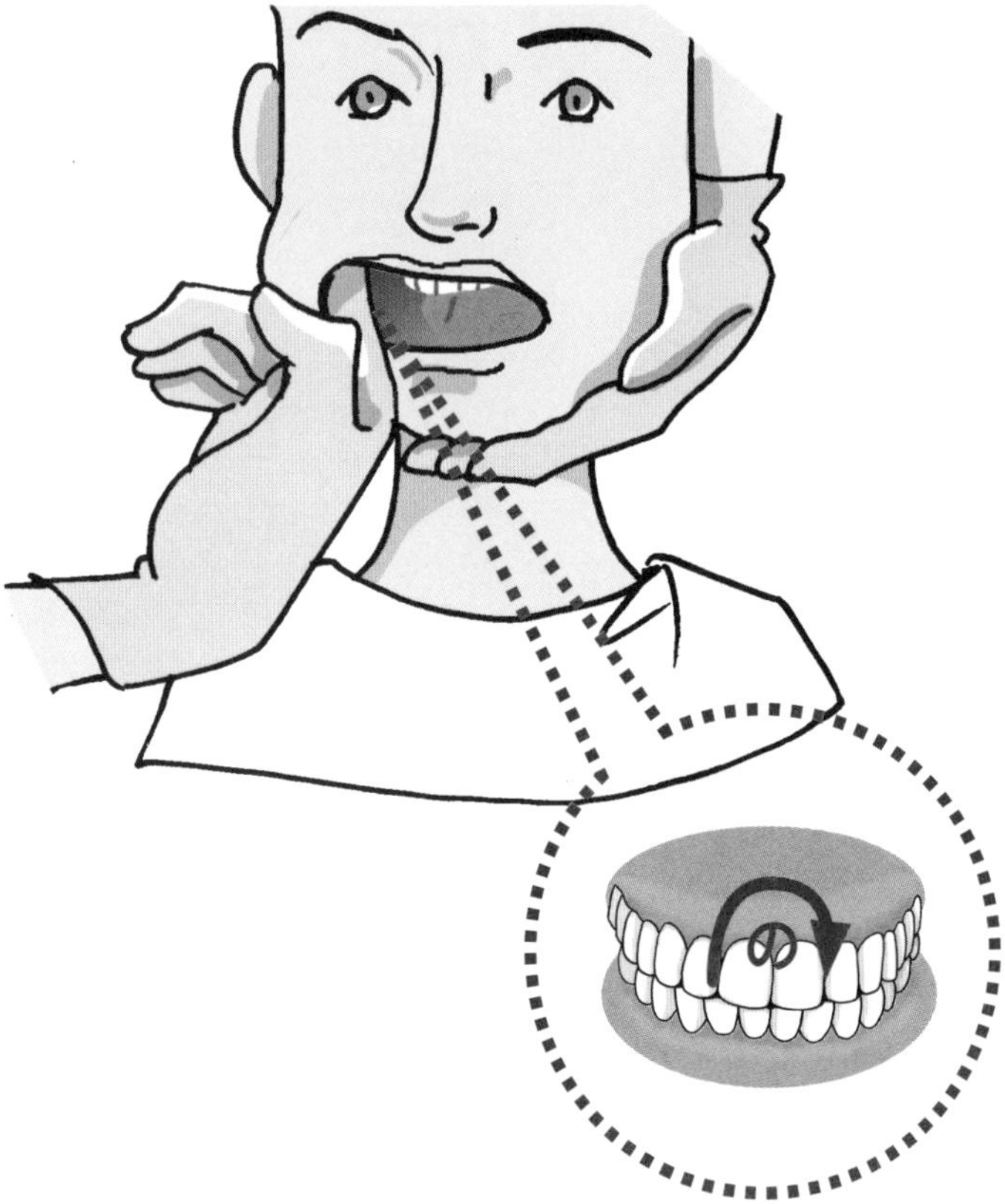

下の歯茎は、表も裏も「の」の字を逆にマッサージ

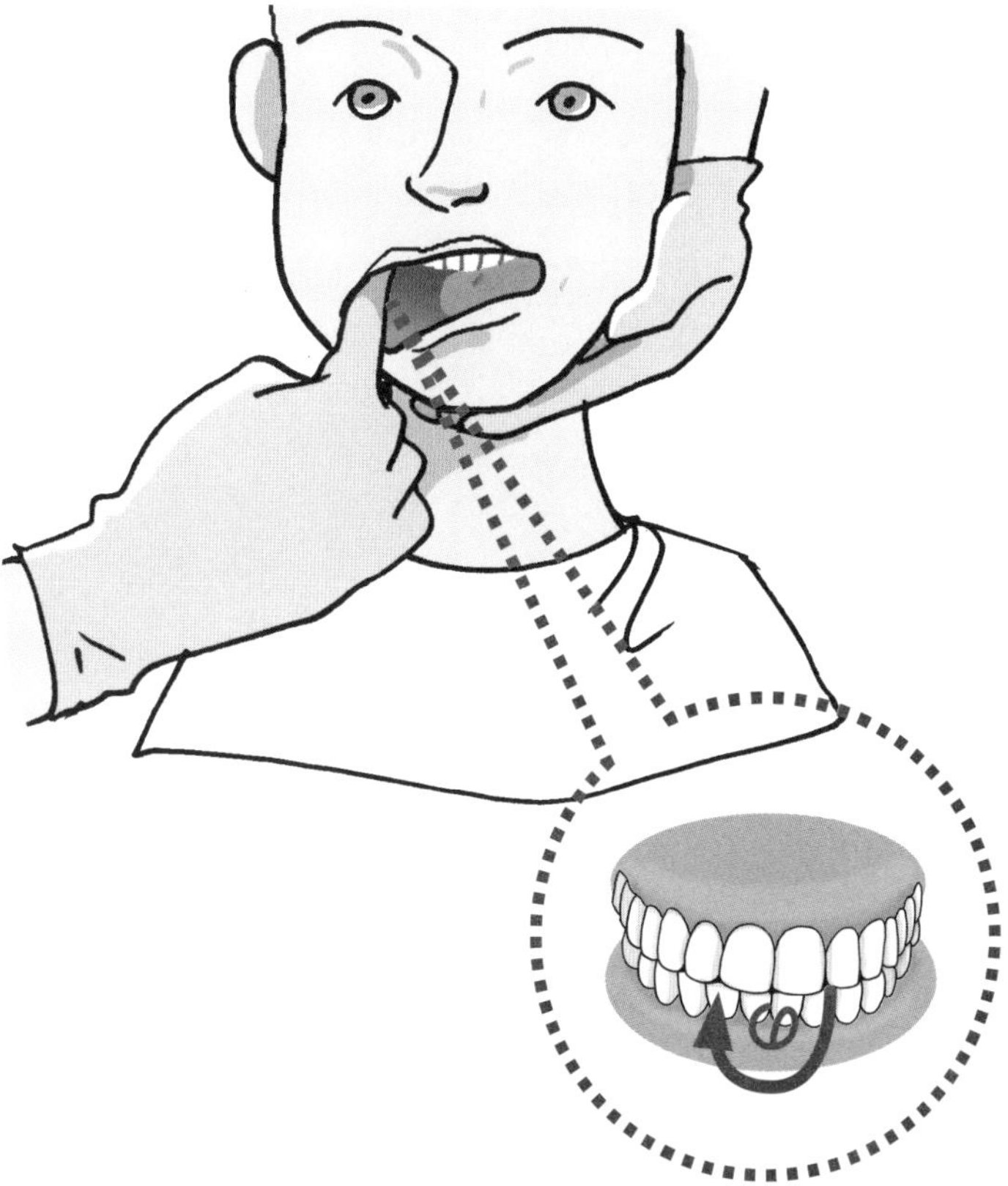

進されますので、特にお年寄りには入念にマッサージしてあげてください。

セイダ式筋力トレーニングのやり方

最後に筋力トレーニングです。

この筋力トレーニングによって、顔の3つの筋肉「咬筋《こうきん》」、「頬筋《きょうきん》」、「口輪筋《こうりんきん》」を鍛えることで、食事のときに咀嚼した食べものを舌の中央に集めやすくなり、嚥下障害を予防改善する効果が期待できます。

高齢者の命を奪う誤嚥性肺炎を防ぐために有効ですので、ぜひ実践してみてください。

セイダ式筋力トレーニングのやり方

① 小皿にシルククリームを適量とり、キレイに洗った人差し指の第一関節につける（清潔なポリエチレン手袋を装着してもよい）

② 最初に唇に塗りこんで保湿する

③ 口の中に指を入れて、左右それぞれ頬をピンポン玉1個分程度ふくらませるように外に押し伸ばし、咬筋と頬菌をしっかりストレッチする

④ 次に、上下それぞれ唇を引っ張って裏返し、手で伸ばしながらしっかり揉み、口輪筋をストレッチする

自分自身でも実践できるトレーニングですが、介護が必要な高齢者であれば、家族や介護スタッフの手でおこなってあげるとよいでしょう。

食事の前に1～3分間程度おこなえば、うまく嚥下できるようになります。

ほっぺたがピンポン玉程度ふくらむように
マッサージ

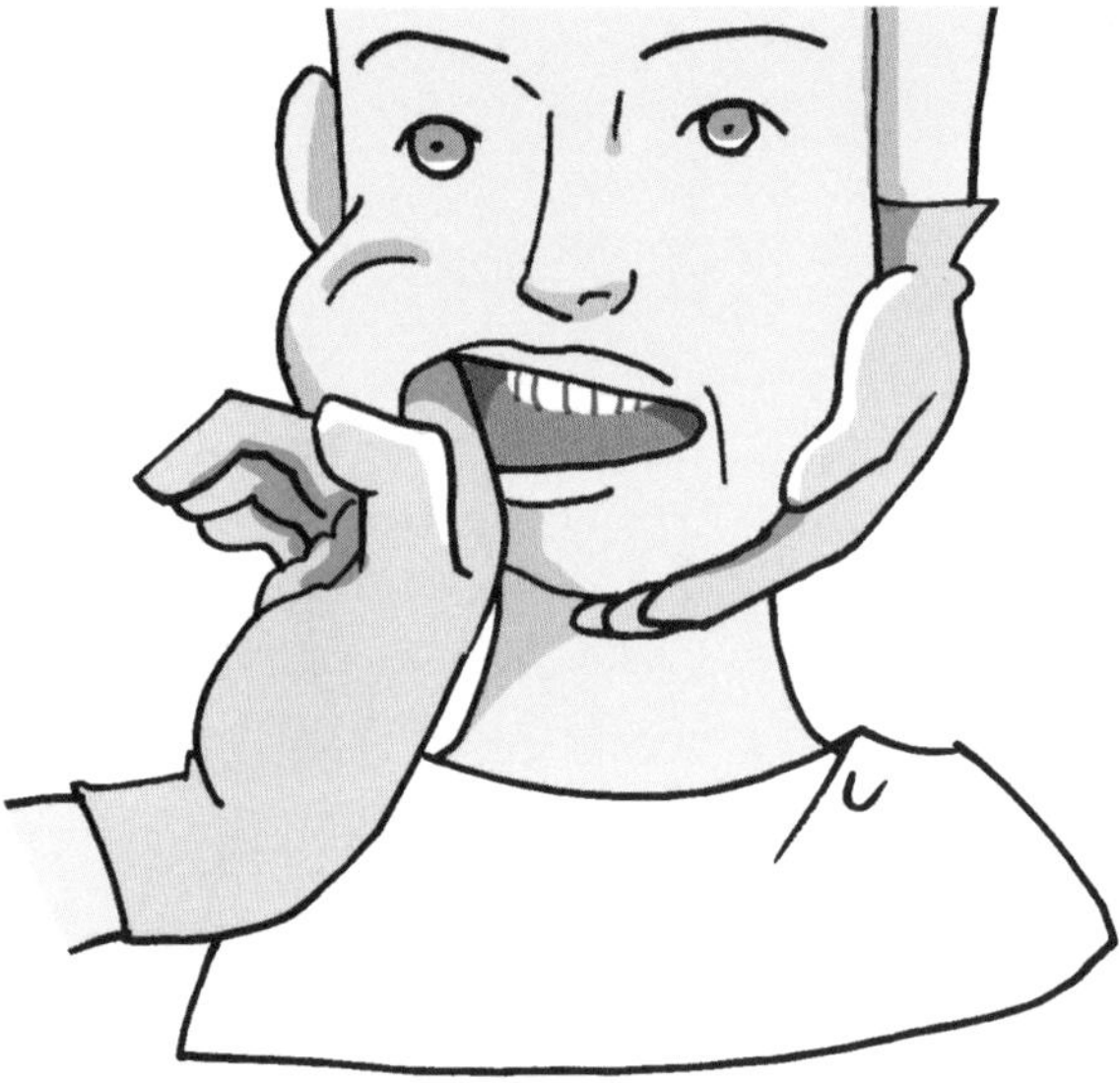

左右ともにほっぺたをよく伸ばしてマッサージ

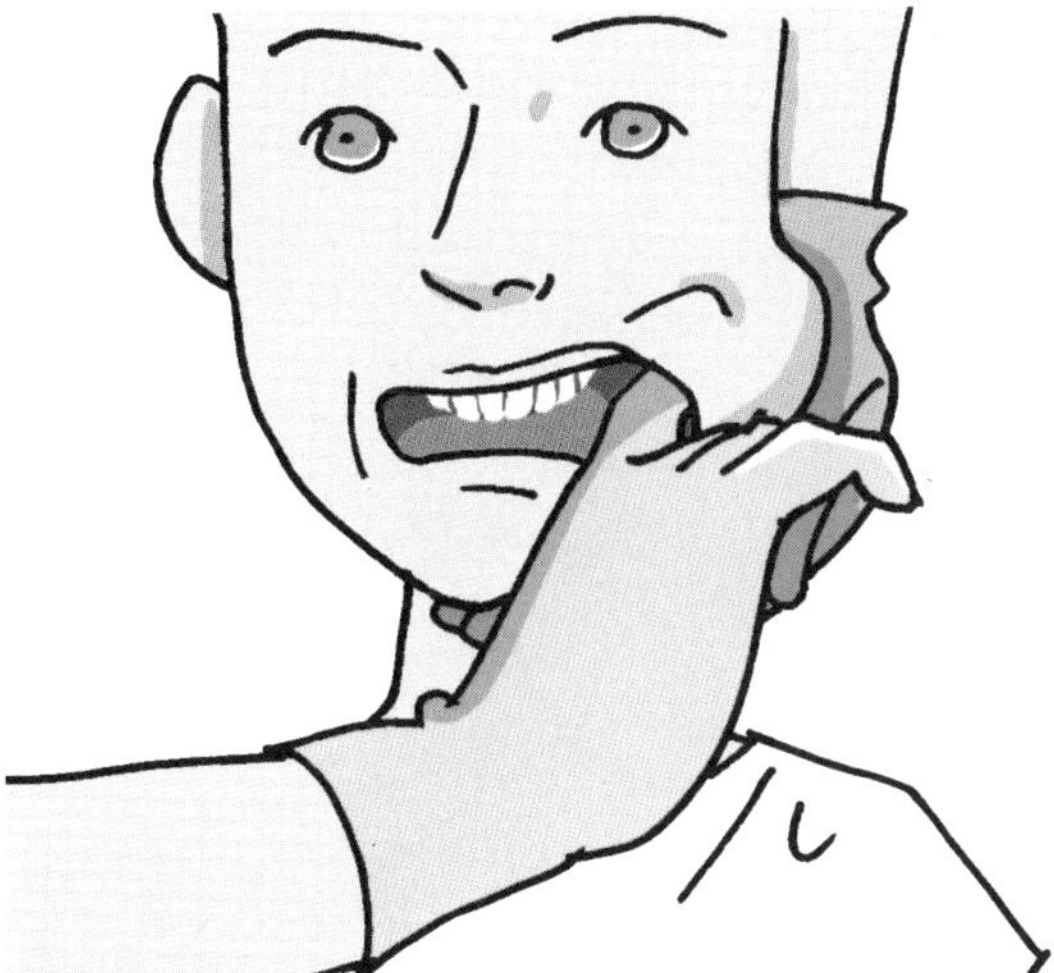

唇を引っ張り、裏返してよく伸ばして
マッサージ

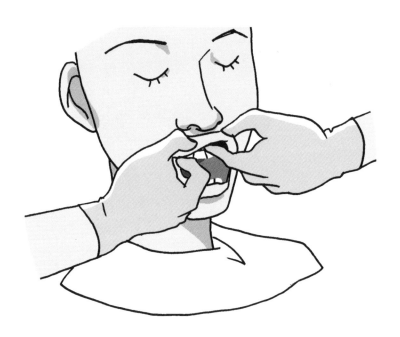

下唇も同様によく伸ばしてマッサージする

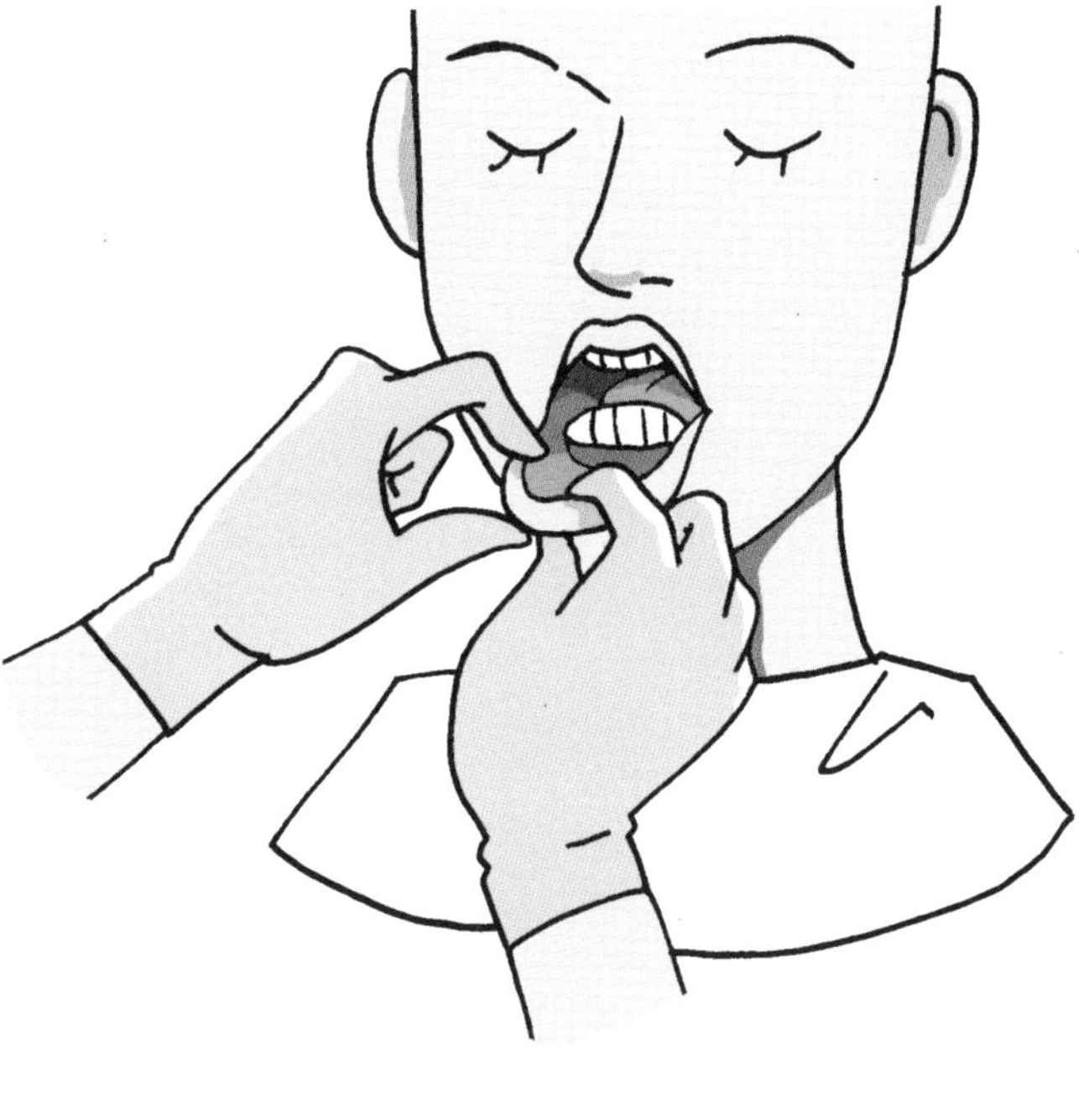

また、５分間程度おこなえば、末梢の毛細血管が刺激されて血行が促進され、顔全体が赤く火照るほどです。

すべて私が特別養護老人ホームでの指導や「90分爆笑健口ライブ」で実践しているものですので、ぜひみなさんも試してみてください。

おわりに

いまこそ戦前の日本人の習慣「舌そうじ」をとり戻そう

第二次世界大戦を境として、日本人の口腔ケアは一変しました。

すでに述べたとおり、戦前あった「舌そうじ」の習慣は、戦後には「歯みがき」の習慣にとって代わられることになったわけです。

しかし、歯周病の罹患率は減少することなく、40年前からほとんどの日本人は歯周病菌に侵され続けています。

世界一清潔で、最も歯みがきをする国民とされているのに、この現実はおかしいと思います。

戦前の日本人の習慣である「舌そうじ」は、健康のためには理にかなったものであったに違いないということを、広くみなさんに伝えたいというのが、本書を執筆することになった原点です。

みなさんには、ぜひ週に2回の「舌そうじ」を1カ月だけでも実践してみていただきたいと願っています。

超高齢化社会となった日本では、誤嚥性肺炎で命をおとす高齢者が増え続けています。

実は、「老衰」が死因とされる方の中にも、少なからず誤嚥性肺炎に罹患している人が含まれています。

年を重ねれば、誰でもさまざまな体の機能が低下します。

それは仕方ないことです。

どうしても舌や顔の筋肉の力も低下するため、嚥下障害による誤嚥は完全に避けることはできません。

誤嚥の増加によって徐々に食は細くなり、最終的には1回の食事で3口ほどしか食べられなくなる方も少なくありません。

その3口の食事でさえ、きちんと胃に収まっていたのかといえば、誤嚥して肺に入ってしまうことは多いのです。

しかし、本編で述べたとおり、私が指導した施設では5年以上前から誤嚥性肺炎の患者さんは出ていません。

もちろん、高齢者の宿命ともいえる誤嚥を完全に防げているわけではないのです。誤嚥性肺炎による入院がゼロになった理由は、たとえ誤嚥をしても、肺に炎症を起こさせる細菌が口腔にいなかったからに違いないと私は確信しています。

2013年の調査結果に基づいて、この事実を公衆衛生学会で発表したのは、2015年のことです。

当時は新聞記事にもなって、大きな反響を呼びました。

それ以前には、静岡県の著名な先生によるとり組みで誤嚥性肺炎が39％減少したとか、愛知県の先生が50％減に成功したということがニュースになっていたので、私が発表した「誤嚥性肺炎ゼロ」という報告は驚きをもって迎えられるトピックスとなったのです。

実際、問い合わせの電話は鳴り続けることとなりました。

歯周病菌は、口移しによって大事なお子さんにも感染します。
「まずは、パパとママからお口をキレイにしましょう！」
というのは、私のライブにおける常套句となっています。

最後にもう一度、声を大にしてお伝えします。

舌の襞の中に潜んでいる歯周病菌は、歯みがきでは除去できません。
いまこそ戦前の日本人の習慣「舌そうじ」をとり戻して、
万病の元となる歯周病菌を完全に除去しましょう。

そうすれば、日本の未来はさらに明るくなるはずです。

富山市某所のオフィスにて　　精田 紀代美

精田 紀代美（せいだ・きよみ）

歯科衛生士　ピュアグループ歯科衛生士事務所代表

1950年8月、富山県生まれ。

富山県保健所に30年間勤務後、独立して「歯科衛生士事務所ピュアとやま」を開設する。

2015年に〝結果が出る「富山型誤嚥性肺炎入院0人達成のための3つの口腔ケア技法」〟を学会で発表する。

現在は富山県内にとどまらず、全国の高齢者施設を訪問し、独自の口腔ケア指導と人材育成に尽力している。

著書に『健口長生きのひみつ』（ごま書房新社）がある。

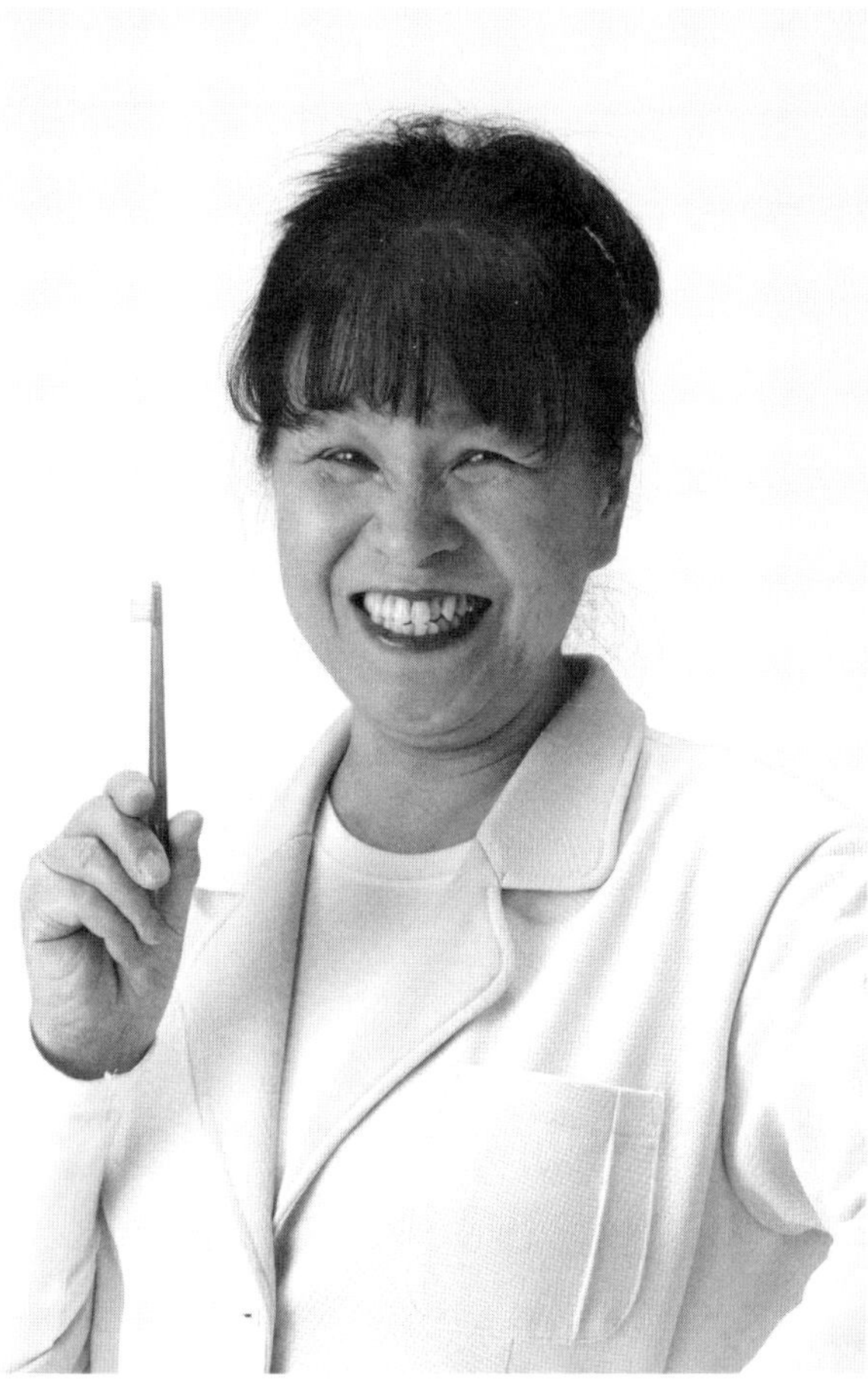

おんなきよまろ　パートⅡ　企画（2020年　秋より）

おもしろ健口長生きのひみつ！

おんなばぁ〜まろ
健口ライブ

二部構成の
観客参加型
お笑いライブ!!

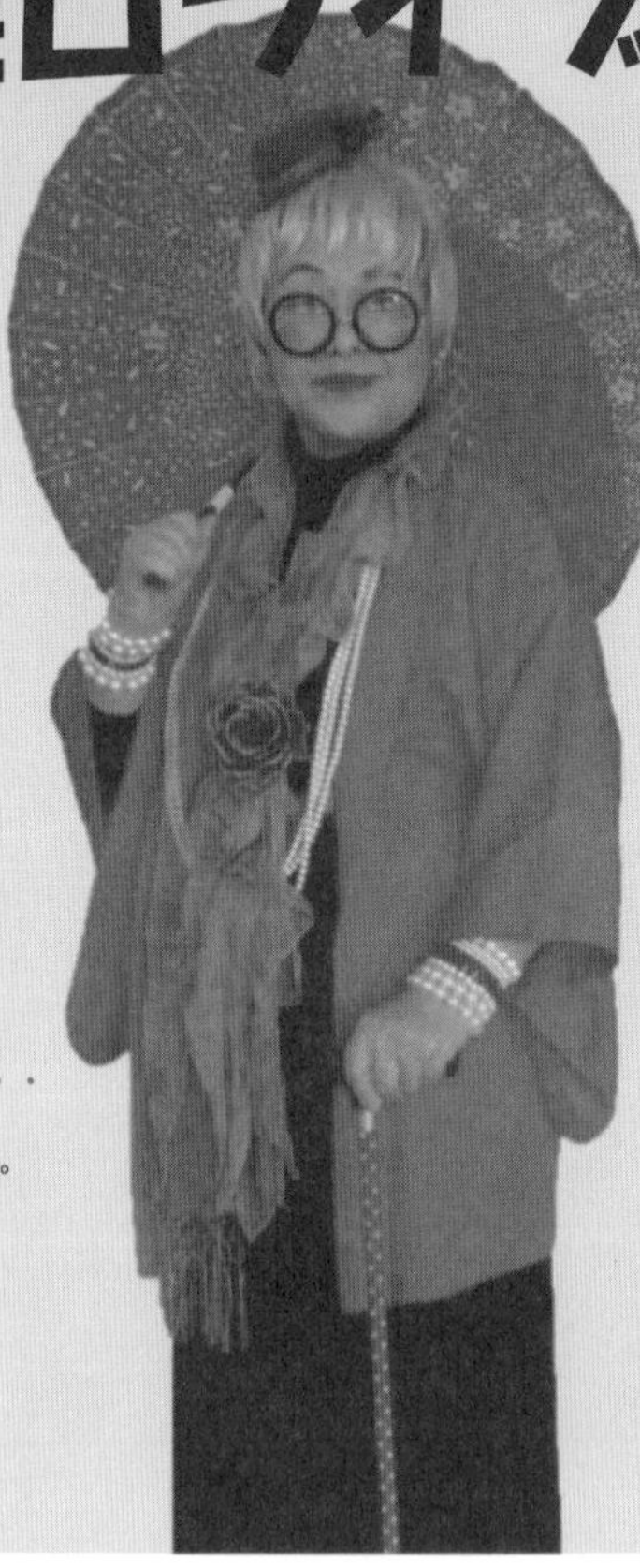

〈一部〉（50分）おんなばぁ〜まろ
70歳越えても健口のひみつ

1. 長生きの秘訣！
   明治の人に学ぶ
   舌の形作りと口活術を伝授!!

2. 自分の歯も長生きさせる
   たった1本の歯ブラシで驚きの
   歯みがき方があった!!

〈二部〉（50分）〝ぴんぴんころり〟
は夢じゃない!!

3. 入れ歯は貯金通帳の次に大事。

4. 口の中の臓器のつぼを刺激！
   認知症の予防・改善！
   誰にも迷惑かけたくない・・・本音．．．

貴施設、貴団体のイベント企画に併せて講演します。
お気軽に下記にご連絡下さい。

ーお問い合わせー
ピュアグループ歯科衛生士事務所ピュアとやま
〒930-0887
富山県富山市五福５３１－４
ＴＥＬ：０７６－４８１－８０２０
ＦＡＸ：０７６－４８１－８０２１
Ｅ－ｍａｉｌ：prkikaku@chive.ocn.ne.jp

おんなきよまろパートⅡ「おんなばぁ〜まろ」健口ライブ
（2020年秋より予定）パンフレット（表）

精田 紀代美

Kiyomi Seida

1950年生まれ。
富山県富山保健所、
同県厚生部健康課勤務を経て、
2001年4月、
現在の「歯科衛生士事務所ピュアとやま」を設立。
2003年、
口腔ケア専科「Teeth Ai」を全国で初めて開店。
介護保険制度改正に伴い、10か所の介護施設誤嚥性肺炎入院ゼロ達成したことで、2015年、北陸公衆衛生学会で発表。“結果の出る「富山型セイダ式誤嚥性肺炎入院ゼロ人達成のための３つの口腔ケア技法」”を全国の介護施設や医療職に講演。
2019年、台湾の国立看護師専門学校の特別講師を務める。

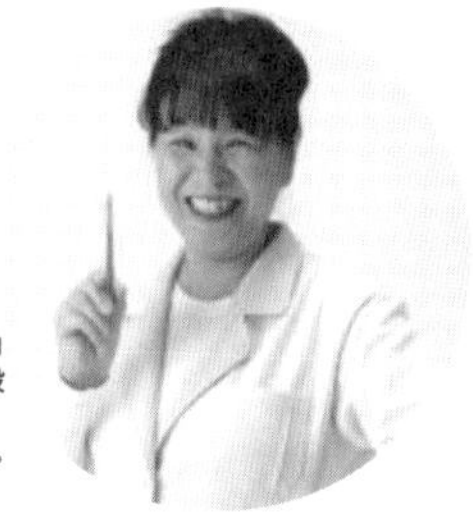

おんなきよまろ

Produce by Kiyomi Seida

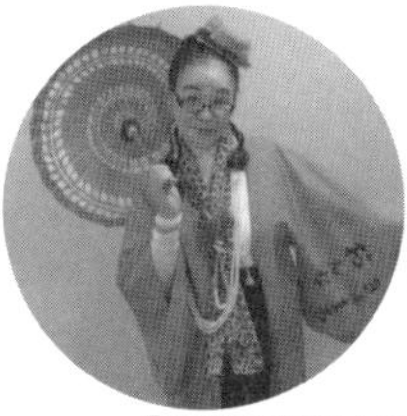

2020年夏まで

きよまろ
爆笑ライブ

2015年、介護予防の視点から地域の高齢者対象に「おんなきよまろ爆笑９０分ライブ」も企画。

とかく歯や口の話になると人があつまりにくいので、楽しい企画でご提案。

笑うことは全身の健康に良いが、健口（お口の健康）にはもっと良い。


「おんなきよまろ」の芸名で６５歳に地域デビュー。

１０年間、高齢者を口腔ケアした実践経験から「ぴんぴんころりん」の術を見つけました。

笑いをふんだんに取り入れた、今日から実行できる「健口爆笑ライブ」を講演します。

是非、きよまろと「参加型笑ライブ」をご一緒に!!（５年間の講演実績　合計200回以上）

２０２０年　秋よりパートⅡ企画

おんなばぁ～まろ

Produce by Kiyomi Seida

2020年秋より

パートⅡ企画

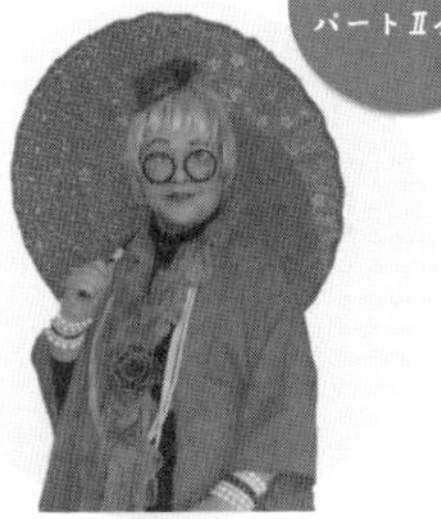

〈一部〉(50分)おんなばぁ～まろ　７０歳越えても健口のひみつ
　１．長生きの秘訣！
　２．自分の歯も長生きさせる

〈二部〉(50分)“ぴんぴんころり”は夢じゃない!!
　３．入れ歯は貯金通帳の次に大事。
　４．口の中の臓器のつぼを刺激！
　　認知症の改善・予防

貴施設や団体様のイベント企画に併せて講演致します。

ご依頼はお気軽にこちらへ

Teeth Ai
930-0887　富山県富山市五福531-4
076-481-8020　076-481-8021
prkikaku@chive.ocn.ne.jp

おんなきよまろパートⅡ「おんなばぁ～まろ」健口ライブ
（2020年秋より予定）パンフレット（裏）

ピュアグループ歯科衛生士事務所のご紹介

歯とお口をキレイにするエステサロン、「口腔ケア専科 Teeth Ai」は、歯のホワイトニング&歯ぐきケア歯のクリーニングの専門サロンです。

歯科衛生士としての経験、技術を活かし「美と健康」をテーマにお客様のお口の悩み、そして心地良いサービスと洗練されたプロの技術、プロケアを皆様にご提供させて頂きます。

TeethAi 富山本店

富山県富山市五福 531-4

076-481-8020

TeethAi 金沢香林坊店

石川県金沢市片町1-1-29

076-255-0682

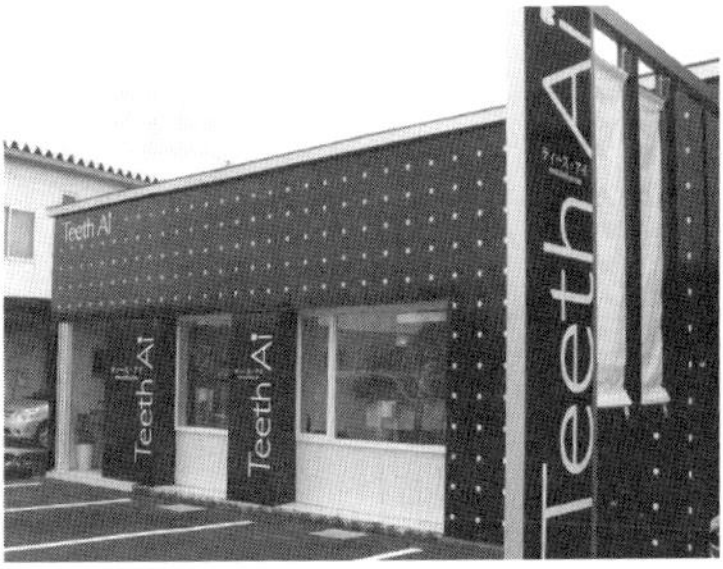

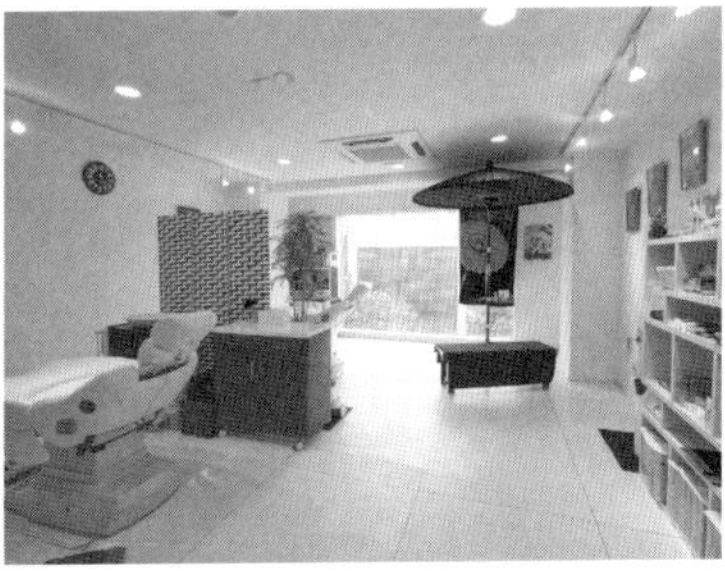

TeethAi 京都店

京都府下京区黒門通仏光寺下ル今大黒町 218

黒門京邑館 302

080-5707-2447

TeethAi 一宮店

愛知県一宮市木曽川町玉ノ井寺東 150

0586-86-1500

Special Thanks to:

企画協力　岩谷洋昌（H＆S株式会社）
編集協力　西田貴史（manic）
本文イラスト　micano

健康寿命をのばす！

1分《いっぷん》舌《した》そうじ

二〇二〇年（令和二年）四月二十七日　初版第一刷発行

著　者　精田 紀代美
発行者　伊藤 滋
発行所　株式会社自由国民社
東京都豊島区高田三―一〇―一一　〒一七一―〇〇三三
電話〇三―六二三三―〇七八一（代表）

造　本　ＪＫ
印刷所　株式会社光邦
製本所　新風製本株式会社